Psychologie Band 2

Grundlagen, Krankheitsmodelle und Psychotherapie

3., komplett überarbeitete Auflage

www.medi-learn.de

Autoren:
Dr. med. Dipl.-Psych. Bringfried Müller, Franziska Dietz

Herausgeber:
MEDI-LEARN
Elisabethstraße 9, 35037 Marburg/Lahn

Herstellung:
MEDI-LEARN Kiel
Olbrichtweg 11, 24145 Kiel
Tel: 0431/78025-0, Fax: 0431/78025-27
E-Mail: redaktion@medi-learn.de, www.medi-learn.de

Verlagsredaktion: Dr. Waltraud Haberberger, Jens Plasger, Christian Weier, Tobias Happ
Fachlicher Beirat: Dr. med. Dipl.-Psych. Bringfried Müller
Lektorat: Vera Lippek, Thomas Brockfeld, Jan-Peter Wulf
Grafiker: Irina Kart, Dr. Günter Körtner, Alexander Dospil, Christine Marx
Layout und Satz: Kjell Wierig und Kristina Junghans
Illustration: Daniel Lüdeling, Rippenspreizer.com
Druck: Druckerei Wenzel, Marburg

3. Auflage 2009

Teil 2 des Paketes Psychologie, nur im Paket erhältlich
ISBN-13: 978-3-938802-56-4

Wichtiger Hinweis für alle Leser

Die Medizin ist als Naturwissenschaft ständigen Veränderungen und Neuerungen unterworfen. Sowohl die Forschung als auch klinische Erfahrungen führen dazu, dass der Wissensstand ständig erweitert wird. Dies gilt insbesondere für medikamentöse Therapie und andere Behandlungen. Alle Dosierungen oder Angaben in diesem Buch unterliegen diesen Veränderungen.
Obwohl das MEDI-LEARN-TEAM größte Sorgfalt in Bezug auf die Angabe von Dosierungen oder Applikationen hat walten lassen, kann es hierfür keine Gewähr übernehmen. Jeder Leser ist angehalten, durch genaue Lektüre der Beipackzettel oder Rücksprache mit einem Spezialisten zu überprüfen, ob die Dosierung oder die Applikationsdauer oder -menge zutrifft. **Jede Dosierung oder Applikation erfolgt auf eigene Gefahr des Benutzers**. Sollten Fehler auffallen, bitten wir dringend darum, uns darüber in Kenntnis zu setzen.

Vorwort

Liebe Leserinnen und Leser,
da ihr euch entschlossen habt, den steinigen Weg zum Medicus zu beschreiten, müsst ihr euch früher oder später sowohl gedanklich als auch praktisch mit den wirklich üblen Begleiterscheinungen dieses ansonsten spannenden Studiums auseinander setzen, z.B. dem Physikum.
Mit einer Durchfallquote von ca. 25% ist das Physikum die unangefochtene Nummer eins in der Hitliste der zahlreichen Selektionsmechanismen.
Grund genug für uns, euch durch die vorliegende Skriptenreihe mit insgesamt 30 Bänden fachlich und lernstrategisch unter die Arme zu greifen. Die 29 Fachbände beschäftigen sich mit den Fächern Physik, Physiologie, Chemie, Biochemie, Biologie, Histologie, Anatomie und Psychologie/Soziologie. Ein gesonderter Band der MEDI-LEARN Skriptenreihe widmet sich ausführlich den Themen Lernstrategien, MC-Techniken und Prüfungsrhetorik.
Aus unserer langjährigen Arbeit im Bereich professioneller Prüfungsvorbereitung sind uns die Probleme der Studenten im Vorfeld des Physikums bestens bekannt. Angesichts des enormen Lernstoffs ist klar, dass nicht 100% jedes Prüfungsfachs gelernt werden können. Weit weniger klar ist dagegen, wie eine Minimierung der Faktenflut bei gleichzeitiger Maximierung der Bestehenschancen zu bewerkstelligen ist.
Mit der MEDI-LEARN Skriptenreihe zur Vorbereitung auf das Physikum haben wir dieses Problem für euch gelöst. Unsere Autoren haben durch die Analyse der bisherigen Examina den examensrelevanten Stoff für jedes Prüfungsfach herausgefiltert. Auf diese Weise sind Skripte entstanden, die eine kurze und prägnante Darstellung des Prüfungsstoffs liefern.
Um auch den mündlichen Teil der Physikumsprüfung nicht aus dem Auge zu verlieren, wurden die Bände jeweils um Themen ergänzt, die für die mündliche Prüfung von Bedeutung sind.
Zusammenfassend können wir feststellen, dass die Kenntnis der in den Bänden gesammelten Fachinformationen genügt, um das Examen gut zu bestehen.
Grundsätzlich empfehlen wir, die Examensvorbereitung in drei Phasen zu gliedern. Dies setzt voraus, dass man mit der Vorbereitung schon zu Semesterbeginn (z.B. im April für das August-Examen bzw. im Oktober für das März-Examen) startet. Wenn nur die Semesterferien für die Examensvorbereitung zur Verfügung stehen, sollte direkt wie unten beschrieben mit Phase 2 begonnen werden.

- **Phase 1:** Die erste Phase der Examensvorbereitung ist der **Erarbeitung des Lernstoffs** gewidmet. Wer zu Semesterbeginn anfängt zu lernen, hat bis zur schriftlichen Prüfung je **drei Tage für die Erarbeitung jedes Skriptes** zur Verfügung. Möglicherweise werden einzelne Skripte in weniger Zeit zu bewältigen sein, dafür bleibt dann mehr Zeit für andere Themen oder Fächer. Während der Erarbeitungsphase ist es sinnvoll, einzelne Sachverhalte durch die punktuelle Lektüre eines Lehrbuchs zu ergänzen. Allerdings sollte sich diese punktuelle Lektüre an den in den Skripten dargestellten Themen orientieren!
  Zur **Festigung des Gelernten** empfehlen wir, bereits in dieser ersten Lernphase **themenweise zu kreuzen**. Während der Arbeit mit dem Skript Psychologie sollen z.B. beim Thema „Wahrnehmung" auch schon Prüfungsfragen zu diesem Thema bearbeitet werden. Als Fragensammlung empfehlen wir in dieser Phase die „Schwarzen Reihen". Die jüngsten drei Examina sollten dabei jedoch ausgelassen und für den Endspurt (= Phase 3) aufgehoben werden.

- **Phase 2**: Die zweite Phase setzt mit Beginn der Semesterferien ein. Zur **Festigung und Vertiefung des Gelernten** empfehlen wir, **täglich ein Skript zu wiederholen und parallel examensweise das betreffende Fach zu kreuzen**. Während der Bearbeitung der Psychologie (hierfür sind drei bis vier Tage vorgesehen) empfehlen wir, alle Psychologiefragen aus drei bis sechs Altexamina zu kreuzen. Bitte hebt euch auch hier die drei aktuellsten Examina für Phase 3 auf.

- **Phase 3:** In der dritten und letzten Lernphase sollten **die aktuellsten drei Examina tageweise gekreuzt** werden. Praktisch bedeutet dies, dass im tageweisen Wechsel Tag 1 und Tag 2 der aktuellsten Examina bearbeitet werden sollen.

Im Bedarfsfall können einzelne Prüfungsinhalte in den Skripten nachgeschlagen werden.

Wir wünschen allen Leserinnen und Lesern eine erfolgreiche Prüfungsvorbereitung und viel Glück für das bevorstehende Examen!

Euer MEDI-LEARN-Team

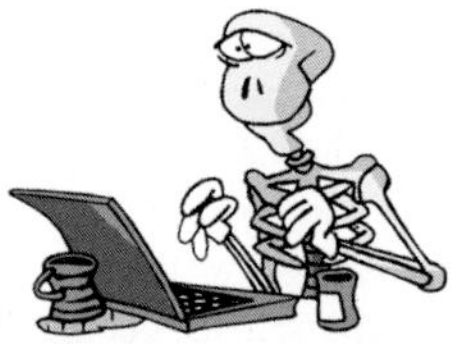

Online-Service zur Skriptenreihe

Die mehrbändige MEDI-LEARN Skriptenreihe zum Physikum ist eine wertvolle fachliche und lernstrategische Hilfestellung, um die berüchtigte erste Prüfungshürde im Medizinstudium sicher zu nehmen.
Um die Arbeit mit den Skripten noch angenehmer zu gestalten, bietet ein spezieller Online-Bereich auf den MEDI-LEARN Webseiten ab sofort einen erweiterten Service.
Welche erweiterten Funktionen ihr dort findet und wie ihr damit zusätzlichen Nutzen aus den Skripten ziehen könnt, möchten wir euch im Folgenden kurz erläutern.

Volltext-Suche über alle Skripte
Sämtliche Bände der Skriptenreihe sind in eine Volltext-Suche integriert und bequem online recherchierbar: Ganz gleich, ob ihr fächerübergreifende Themen noch einmal Revue passieren lassen oder einzelne Themen punktgenau nachschlagen möchtet: Mit der Volltext-Suche bieten wir euch ein Tool mit hohem Funktionsumfang, das Recherche und Rekapitulation wesentlich erleichtert.

Digitales Bildarchiv
Sämtliche Abbildungen der Skriptenreihe stehen euch auch als hochauflösende Grafiken zum kostenlosen Download zur Verfügung. Das Bildmaterial liegt in höchster Qualität zum großformatigen Ausdruck bereit. So könnt ihr die Abbildungen zusätzlich beschriften, farblich markieren oder mit Anmerkungen versehen. Ebenso wie der Volltext sind auch die Abbildungen über die Suchfunktion recherchierbar.

Errata-Liste
Sollte uns trotz eines mehrstufigen Systems zur Sicherung der inhaltlichen Qualität unserer Skripte ein Fehler unterlaufen sein, wird dieser unmittelbar nach seinem Bekanntwerden im Internet veröffentlicht. Auf diese Weise ist sicher gestellt, dass unsere Skripte nur fachlich korrekte Aussagen enthalten, auf die ihr in der Prüfung verlässlich Bezug nehmen könnt.

Den Onlinebereich zur Skriptenreihe findet ihr unter www.medi-learn.de/skripte

1 Theoretische Grundlagen

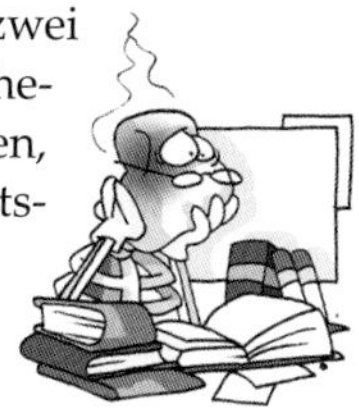

Dieses Skript gliedert sich in zwei Teile: Im ersten Teil werden die theoretischen Grundlagen besprochen, im zweiten geht es um Gesundheits- und Krankheitsmodelle/die Psychotherapie.

Die physikumsrelevanten theoretischen Grundlagen sind
- aus dem Bereich der Biologie,
- Lernformen,
- Kognition,
- Emotion,
- Motivation,
- Persönlichkeit und Verhaltensstile,
- Entwicklung und primäre Sozialisation sowie
- Entwicklung über die weitere Lebensspanne.

1.1 Biologische Grundlagen

In der Biopsychologie geht es um die Frage, welche Beziehung zwischen den biologischen Grundlagen (z.B. physiologische Prozesse, Anatomie des Gehirns) und dem Erleben und Verhalten eines Menschen besteht. Studien im Bereich der Neuropsychologie werden in der psychologischen Forschung aufgrund neuerer methodischer Zugänge (z.B. EEG, MRT, PET) immer häufiger. Dazu gehören unter anderem Fragen nach der neuronalen Plastizität und der Beschreibung und Erklärung bestimmter Verhaltensdefizite nach Hirnschädigungen.

1.1.1 Neuronale Plastizität

Neuronale Plastizität beschreibt die Tatsache, dass sich das Gehirn an veränderte Bedingungen anpassen kann. Beispielsweise findet nach Hirnschädigungen (= Läsionen) eine Reorganisation der betroffenen Funktionszentren statt.

1.1.2 Objektagnosie

Die Objektagnosie ist ein neuropsychologisches Störungsbild, das diagnostiziert wird, wenn
- Patienten **visuell** dargebotene, eigentlich bekannte Gegenstände nicht mehr benennen können.
- Patienten diese Objekte aber auf Basis anderer Sinnesorgane (z.B. Tastsinn) richtig erkennen.

1.1.3 Perseveration

Perseveration ist ein Symptom, das nach Schädigung des Frontalhirns auftreten kann. Es bedeutet, dass die Betroffenen Probleme haben, sich auf neue Situationen oder Regeln einzustellen. Beispielsweise können solche Patienten nicht auf veränderte Aufgabeninstruktionen reagieren. Wenn sie etwas erzählen, wiederholen sie sich dabei ständig.

Übrigens...

Man kann sich die Symptomatik der Perseveration gut merken, wenn man sich eine Schallplatte mit einem Sprung vorstellt, an dem der Patient beim Erzählen immer wieder hängenbleibt.

1.1.4 Konfabulieren

Konfabulieren bezeichnet das phantasievolle Überspielen von Gedächtnislücken, das häufig bei Patienten mit Korsakoff-Syndrom nach starkem Alkoholmissbrauch und Schädigungen in temporalen Kortexarealen auftritt. Dabei ist schwer zu entscheiden, inwiefern die Patienten absichtsvoll lügen oder tatsächlich nicht mehr zwischen Realität und Fiktion unterscheiden können.

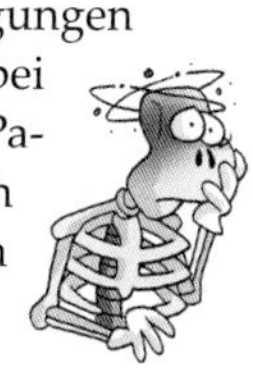

1.2 Lernen

In diesem Kapitel geht es um drei verschiedene Lernformen, die im folgenden detailliert vorgestellt werden:
- das klassische Konditionieren,
- das operante Konditionieren und
- das Modelllernen.

Lernen hat dabei nicht viel mit dem zu tun, was wir im Alltag unter diesem Begriff verstehen (z.B. eure momentane Tätigkeit), sondern wird im Sinne des klassischen Behaviorismus definiert als eine sichtbare Verhaltensänderung, die Übung erfordert und nicht reifungsbedingt (= biologisch determiniert) ist.

Übrigens...

Die Behavioristen wollten Verhalten empirisch möglichst sauber erfassen, indem sie sich auf beobachtbare Reaktionen konzentrierten. Alles andere – beispielsweise die Prozesse, die im Gehirn während des Lernens ablaufen – werden in diesen Lerntheorien nicht oder nur am Rande (beim Modelllernen) behandelt.

1.2.1 Klassisches Konditionieren (= Signallernen)

Beim klassischen Konditionieren wird ein bisher neutraler Reiz durch wiederholte Darbietung/Kopplung mit einem unkonditionierten Reiz zu einem konditionierten Reiz. Daher wird hier eine Reiz-Reiz-Assoziation gelernt.

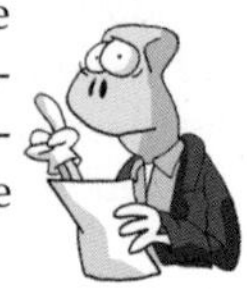

Begriffe des klassischen Konditionierens

Um das klassische Konditionieren verstehen zu können, muss man sich das Vokabular der Behavioristen aneignen. Hier sind alle wichtigen Vokabeln inklusive ihrer Übersetzung aufgeführt:

- **unkonditionierter Reiz/unbedingter Reiz** (UCS für unconditioned stimulus): Entspricht einem ungelernten Reiz (= kein Lernen notwendig), der eine (meist) angeborene Reaktion auslöst.
- **unkonditionierte Reaktion/unbedingte Reaktion** (UCR für unconditioned reaction): Eine Reaktion, die automatisch (= ohne vorheriges Lernen) auf den unkonditionierten Reiz erfolgt.
- **neutraler Reiz** (NS): Reiz, der vor dem Lernvorgang keine bestimmte Reaktion auslöste, also keine Bedeutung hatte.
- **konditionierter Reiz/bedingter Reiz** (CS für conditioned stimulus): Ehemals neutraler Reiz, der durch die Konditionierung zu einem Signalreiz geworden ist und dadurch (auch ohne Kopplung mit dem unkonditionierten Reiz) eine Reaktion auslöst.
- **konditionierte Reaktion/bedingte Reaktion** (CR für conditioned reaction): Reaktion, die jetzt auf den konditionierten Reiz erfolgt (= dasselbe Verhalten, was vorher nur auf den unkonditionierten Reiz hin gezeigt wurde).

Ablauf des klassischen Konditionierens

Das klassische Konditionieren ist eine Lernform, die immer nach demselben Schema verläuft (s. Abb. 1). Am Beispiel des Pawlows Hund wäre das folgendermaßen:

Zunächst löst der Geruch von Futter (= unkonditionierte Reiz/UCS) beim Pawlows Hundes eine Speichelreaktion (= unkonditionierte Reaktion /UCR) aus. Das Futter wird nun mit einem Klingelton (= neutraler Reiz/NS) gekoppelt, wobei vor dem Futter immer der Klingelton dargeboten wird. Der Klingelton wird damit zum **Signal** für Futter. Nach mehrfacher gekoppelter Darbietung des Futters (= unkonditionierter Reiz/UCS) und dem bisher neutralen Klingelton, löst auch der bisher neutrale Reiz allein die Speichelflussreaktion aus und wird damit zum konditionierten Reiz (CS).

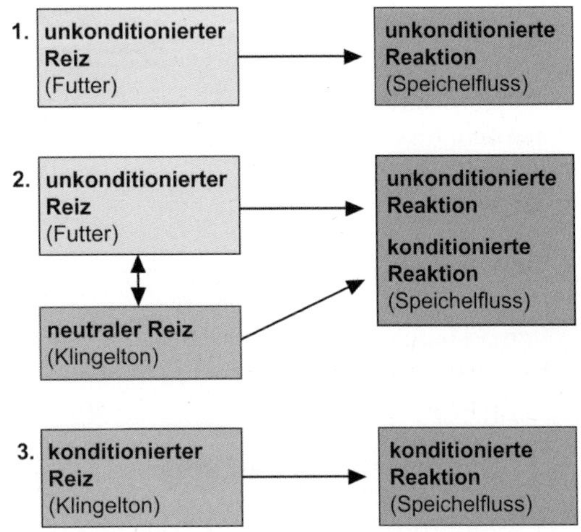

Abb. 1: Schema des klassischen Konditionierens

Am besten ihr versucht jetzt gleich einmal die Begriffe des klassischen Konditionierens beim folgenden Beispiel richtig zuzuordnen.

Beispiel:
Susanne wird beim Autofahren immer schlecht. Im Auto ihrer Eltern riecht es nach einem Vanilleduftbaum. Nach einigen Autofahrten reicht schon der Geruch von Vanille aus, damit ihr schlecht wird.

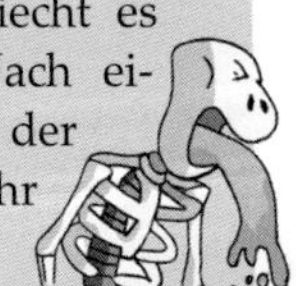

Übrigens...

Am besten klappt die klassische Konditionierung, wenn der konditionierte Reiz (CS) kurz vor dem unkonditionierten Reiz (UCS) dargeboten wird. Dann ist der CS ein **Signal** für den folgenden UCS!

Konditionierung höherer Ordnung:

Ein konditionierter Reiz (= Klingelton im Pawlow Hundebeispiel) wird mit einem weiteren, bisher neutralen Reiz gekoppelt (z.B. Lichtblitz), so dass schließlich bereits der zweite, vorher neutrale Reiz die konditionierte Reaktion auslöst (= Lichtblitz wird zum Signal für Klingel, Klingel wird zum Signal für Futter, Futter löst Speichelfluss aus).

Beispiel:
Frau M. hat eine Hundeaversion. Ein neuer Nachbar mit Hund zieht ein. Frau M. mag den Nachbarn nicht.

Preparedness

Die neutralen Reize beim klassischen Konditionieren, sind nicht wirklich neutral. Verschiedene „neutrale Reize" eignen sich unterschiedlich gut zur Konditionierung (z.B. häufig Angst vor Spinnen, aber niemals Angst vor Steckdosen). Diese Unterschiede deuten auf eine **biologische Basis** bestimmter Reize hin, die wahrscheinlich früher für den Menschen von lebensbedrohlicher Bedeutung waren. Preparedness kann man als eine Art „Vorbereitetsein" zum Erlernen einer Reaktion auf bestimmte leicht konditionierbare Reize verstehen.

Klinisch relevante Beispiele für klassische Konditionierung

Geschmacksaversion: Aversionen gegen bestimmte Nahrungsmittel können durch klassisches Konditionieren erlernt werden. Isst man beispielsweise Erdbeeren und fährt danach so oft mit der Achterbahn, bis einem schlecht ist, können die Erdbeeren von einem neutralen zu einem konditionierten Reiz werden, der auch ohne nachträgliches Achterbahnfahren Übelkeit auslöst. Geschmacksaverionslernen macht man sich zum Teil in der Therapie mit Alkoholsüchtigen zu Nutze, wobei der Alkohol mit einem Übelkeit verursachenden Medikament gekoppelt wird.

Antizipatorische Übelkeit: Bei Krebspatienten in chemotherapeutischer Behandlung kommt es häufig vor, dass durch eine Kopplung der Klinikumgebung mit der durch die Zytostatika ausgelösten Übelkeit, diese Übelkeit bereits ohne Medikamenteneinnahme beim Betreten der Klinik beginnt (= vorher neutraler Anblick der Klinik wird zum konditionierten Reiz).

1.2.2 Operantes Konditionieren (= Lernen am Erfolg)

Die Grundidee des **operanten Konditionierens/ instrumentellen Lernens** besteht darin, dass die Auftretenswahrscheinlichkeit eines Verhaltens durch seine Konsequenzen, das heißt, durch Belohnung und Bestrafung verändert wird.

Effektgesetz des Lernens

Das Effektgesetz des Lernens lautet folgendermaßen:

- Wird eine Verhaltensweise belohnt, tritt sie häufiger auf (= Verstärkung).
- Wird eine Verhaltensweise bestraft, tritt sie seltener auf (= Bestrafung).

Die beiden im Gesetz beschriebenen Lernmechanismen des operanten Konditionierens kann man über die Veränderung der Häufigkeit, mit der ein Verhalten gezeigt wird, unterscheiden.

MERKE:
Verstärkung liegt immer dann vor, wenn die Auftretenswahrscheinlichkeit eines Verhaltens steigt, das Verhalten also häufiger gezeigt wird. Reduziert sich die Häufigkeit eines Verhaltens, handelt es sich um **Bestrafung**.

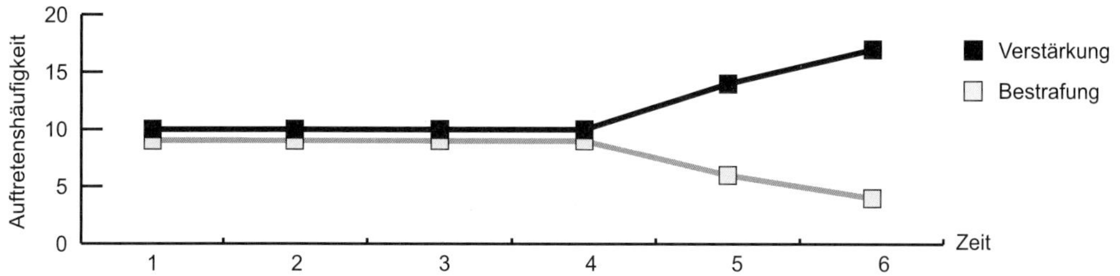

Abb. 2: Diagramm zu Verstärkung und Bestrafung

Positive und Negative Verstärkung

Möchte man die Häufigkeit eines Verhaltens steigern (z.B. ein Kind soll häufiger seine Hausaufgaben machen), so gibt es zwei Möglichkeiten:

- **Positive Verstärkung** bedeutet, dass man das erwünschte Verhalten durch die Hinzugabe einer angenehmen Konsequenz belohnt (z.B. Kind bekommt nach den gemachten Hausaufgaben ein Eis.).
- **Negative Verstärkung** bedeutet, dass eine unangenehme (= aversive) Konsequenz ausbleibt (z.B. Wenn es die Hausaufgaben gemacht hat, gibt es keine Streitigkeiten mit der Mutter.).

Merke:
Der Begriff der positiven Verstärkung wird benutzt, weil eine Konsequenz dazukommt (= „plus Konsequenz"); negative Verstärkung dagegen bedeutet, dass eine Konsequenz weggenommen wird (= „minus Konsequenz"). Positiv und negativ hat also NICHTS mit der Qualität der Konsequenz zu tun.

Im Bereich der klinischen Psychologie wird häufig thematisiert, dass Verstärkungsprozesse dazu führen, dass eigentlich unerwünschtes Verhalten beibehalten wird. Beispielsweise werden manche Patienten nicht so schnell gesund, wie es eigentlich „medizinisch möglich" wäre,

- da sie in ihrer Krankenrolle besonders viel Zuwendung (= positive Verstärkung) bekommen oder
- da sie als Kranke von lästigen Pflichten entbunden sind (= negative Verstärkung).

Weitere Beispiele von Verhaltensänderungen, die mit **negativen Verstärkungsmechanismen** erklärt werden können, sind

- die Steigerung der Medikamenteneinnahme bei Schmerzpatienten, da bei Einnahme die unangenehmen Schmerzen (= aversive Konsequenz) ausbleiben,
- dass ein Diabetes-Patient sein körperliches Trainingsprogramm intensiviert, um dadurch das ihm unangenehme Insulinspritzen zu reduzieren.
- das Aufrechterhalten von irrationalen Ängsten (z.B. bei Phobikern) durch das Vermeiden der gefürchteten Situation, da das **Vermeidungsverhalten** zu einer Reduzierung unangenehmer Ängste führt.

Bestrafung

Wird die Auftretenswahrscheinlichkeit eines Verhaltens reduziert, spricht man von Bestrafung. Eine Reduzierung unerwünschter Verhaltensweisen (z.B. Verringerung des Zigarettenkonsums) erreicht man entweder dadurch,

- dass auf das unerwünschte Verhalten eine unangenehme Konsequenz folgt (z.B. Vorwürfe vom Partner beim Anzünden der Zigarette) oder dadurch,
- dass, wenn das unerwünschte Verhalten gezeigt wird, eine angenehme Konsequenz entfällt (z.B. geplantes gemütliches Zusammensitzen wird aufgrund des Rauchens abgebrochen).

Merke:
Unter dem Begriff Bestrafung werden sowohl das Folgen einer unangenehmen Konsequenz als auch das Entfallen einer angenehmen Konsequenz zusammengefasst.

Übrigens...
Um Verhalten zu verändern, sollte man nicht mit Bestrafung arbeiten, da sie sich nicht zum Aufbau von erwünschtem Verhalten eignet. Unerwünschte Verhaltensweisen sollten konsequent ignoriert werden. Erwünschtes Verhalten sollte verstärkt werden. Also, wenn ein Kind seinen Spinat ausspuckt, so sollte man es nicht schimpfen, sondern man sollte das erwünschte Verhalten verstärken. Wenn das Kind den Spinat isst, darf es anschließend z.B. Fußball spielen. Als Verstärker dient in diesem Beispiel eine gerne ausgeführte Handlung. Wenn eine solche gerne oder häufig gezeigte Handlung als Verstärker verwendet wird, spricht man vom **Premackprinzip**.

Verstärkerpläne

Die Verstärkung (= Konsequenz auf bestimmtes Verhalten) kann nach unterschiedlichem Muster ablaufen. Verstärkerpläne beschreiben die Kontingenz zwischen Verhalten und Verstärkung. Der Begriff der **Kontingenz** beschreibt dabei die Enge des Zusammenhangs zwischen Verhalten und Konsequenz:

- **hohe Kontingenz** bedeutet, dass auf jedes Verhalten eine bestimmte Konsequenz erfolgt (z.B. jedes Mal wenn ein Kind weint, wird es von der Mutter getröstet),

- **niedrige Kontingenz** bedeutet, dass nur ab und zu bestimmte Konsequenzen eintreten (z.B. ab und zu führt das Lernen für die bevorstehende Arbeit zu einer guten Note).

Man unterscheidet daher folgende Verstärkerpläne:

- **Kontinuierliche Verstärkung:** Die Verstärkung erfolgt nach jeder Reaktion. Dadurch wird Verhalten besonders schnell aufgebaut.
- **Intermittierende Verstärkung:** Die Verstärkung erfolgt NICHT nach jedem gezeigten Verhalten, sondern:
  - bei **Quotenverstärkung**: Konsequenz erfolgt entweder nach fester oder variabler Quote (= jedes 5. Mal wird verstärkt oder durchschnittlich jedes 5. Mal).
  - bei **Intervallverstärkung**: Konsequenz erfolgt nach festem oder variablen **Zeitintervall** (= alle 3 Stunden wird Verhalten verstärkt oder durchschnittlich alle 3 Stunden).

MERKE:

Die Geschwindigkeit des Lernens, aber auch die **Löschungsresistenz** von Verhalten hängen von der Art des Verstärkerplans ab:

- Bei kontinuierlicher Verstärkung wird Verhalten besonders schnell gelernt, kann jedoch auch schnell wieder gelöscht werden.
- Bei variabel intermittierender Verstärkung (z.B. einer Mischung aus Quoten- und Intervallplänen) wird Verhalten zwar langsam gelernt, ist aber – wenn es einmal erworben wurde – besonders stabil/löschungsresistent (z.B. beim Glücksspiel).

1.2.3 Reizgeneralisierung und Reizdiskriminierung

Je nachdem unter welchen Bedingungen ein Verhalten gelernt wird, kann es auf andere Situationen ausgeweitet werden oder nicht.
Als **Reizgeneralisierung** wird die Ausweitung der gelernten Reaktion auf ähnliche Reize bezeichnet.

Beispiel:
Die gelernte Angst vor dem Zahnarztbohrer führt zu einer generalisierten Angst vor allen Bohrgeräuschen.

Als **Reizdiskrimination** wird die Einengung der gelernten Reaktion auf einen ganz bestimmten Reiz bezeichnet. Bei ähnlichen Reizen wird das gelernte Verhalten nicht gezeigt.

Beispiel:
Ein Hund sabbert nur bei einem speziellem Klingelton, nicht bei ähnlichen Tönen.

1.2.4 Extinktion (= Löschung von Verhalten)

Die Grundidee des klassischen und des operanten Konditionierens ist, dass alles erlernte Verhalten auch wieder verlernt oder umgelernt werden kann. Extinktion bedeutet, dass ein vorher gelerntes und gezeigtes Verhalten weniger wird oder ganz unterbleibt. Zur Extinktion kommt es

- beim **klassischen Konditionieren**: Wenn der konditionierte/gelernte Reiz mehrmals ohne den unkonditionierten Reiz dargeboten wird (= Klingelton ohne Futter) und so irgendwann seine Signalwirkung verliert. So findet eine Entkopplung von konditioniertem und unkonditioniertem Reiz statt.
- beim **operanten Konditionieren**: Wenn auf das gelernte Verhalten keine Konsequenz mehr folgt (z.B. das Kind für das Hausaufgaben machen nicht mehr gelobt wird oder die Mutter bei nicht gemachten Hausaufgaben aufhört zu schimpfen).

Wird ein vorher gelöschtes Verhalten spontan wieder gezeigt, spricht man von **Remission** (z.B. Beim Pawlow Hund wurde die Speichelflussreaktion auf den Klingelton gelöscht. Als er Tage später einen Klingelton hört, zeigt er sie wieder.).

Übrigens...

Reizgeneralisierung, Reizdiskrimination und Extinktion sind Mechanismen, die sowohl bei klassisch konditionierten Verhaltensweisen als auch bei operant gelerntem Verhalten existieren.

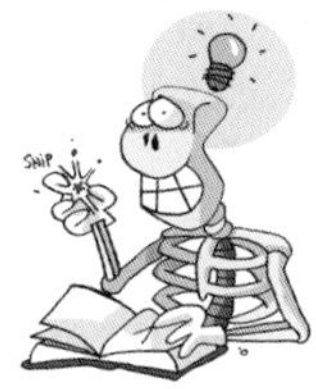

1.2.5 Modelllernen/Sozialkognitive Lerntheorie

Die sozial-kognitive Lerntheorie wurde von Albert Bandura entwickelt. Die Grundidee dabei ist folgende: Ein Verhalten kann auch **stellvertretend durch Beobachtung** gelernt werden, ohne dass das Individuum die Konsequenzen des Verhaltens selber erleben muss (**Modelling-Effekt**). Das geschieht, indem das Individuum das Modellverhalten und die folgenden Konsequenzen beobachtet.
Über Modelllernen kann man erklären, wie sich Menschen neue Verhaltensweisen aneignen, ohne jeweils im Versuch-und-Irrtum-Verfahren alle Möglichkeiten ausprobieren zu müssen. Allein die Beobachtung eines Modells und der Konsequenzen, die auf sein Verhalten folgen reichen aus, um verstärkte Verhaltensweisen zu übernehmen und bestrafte Verhaltensweisen zu unterlassen.

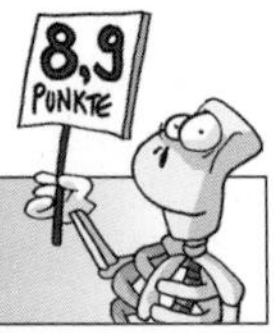

DAS BRINGT PUNKTE

Das Lernkapitel ist eines der zentralen Kapitel dieses Skripts. Man braucht die Grundlagen des Lernens nicht nur, um damit im Schriftlichen zu punkten sondern auch, um die darauf aufbauenden Maßnahmen der Verhaltenstherapie zu verstehen und auch damit Punkte sammeln zu können. Besonders wichtig ist:

Die Unterscheidung von klassischem und operantem Konditionieren:
- Klassisches Konditionieren basiert auf der Assoziation von neutralem und unkonditioniertem/unbedingtem Reiz.
- Operantes Konditionieren steht für Lernen aufgrund der Konsequenzen eines Verhaltens (= Verstärkung und Bestrafung).

Macht Euch bitte auf jeden Fall den Mechanismus der negativen Verstärkung klar:
- Negative Verstärkung bedeutet, dass als Folge eines Verhaltens ein als negativ/aversiv erlebter Reiz aufhört, wodurch die Häufigkeit des Verhaltens steigt. Beispiel: Weil durch die Einnahme eines Medikaments der Schmerz verschwindet (= aversive Konsequenz), nimmt man das Mittel immer häufiger.

1.3 Kognition

Die Kognitionspsychologie umfasst alle höheren Prozesse der Informationsaufnahme und -verarbeitung (z.B. Wahrnehmung, Gedächtnis, Sprache, Denken, Problemlösen). Im folgenden Kapitel wird speziell der Bereich des Gedächtnisses dargestellt. Zudem geht es im zweiten Teil des Kapitels um die Intelligenz, die man als kognitive Leistungsfähigkeit bezeichnen kann.

1.3.1 Gedächtnis

Das Gedächtnis wird in verschiedene Arten unterteilt. Zum einen kann man Gedächtnisbereiche nach der Art der abgespeicherten Information unterscheiden (= deklaratives und prozedurales Gedächtnis). Zum anderen kann man eine Einteilung anhand der Dauer und Bewusstheit der abgespeicherten Information vornehmen (= sensorischer Speicher und Arbeitsgedächtnis).

Deklaratives und prozedurales Gedächtnis

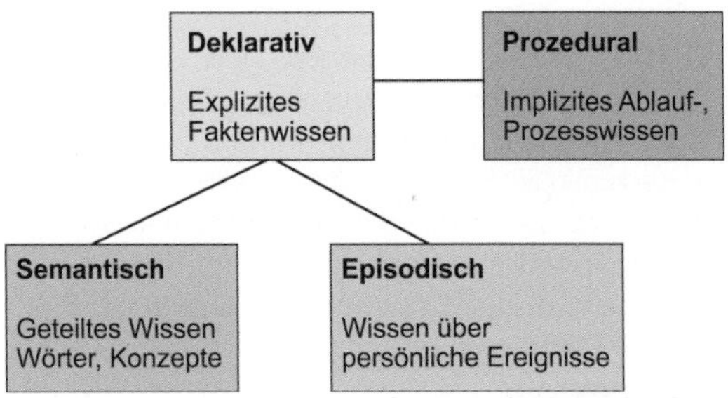

Abb. 3: Einteilung des Gedächtnisses

Im **deklarativen Gedächtnis** wird Faktenwissen, das problemlos verbalisierbar ist, abgespeichert. Das deklarative Gedächtnis besteht wiederum aus zwei Teilen:
- Im **semantischen Gedächtnis** befindet sich allgemein geteiltes Faktenwissen (= alles, was man in Lexika finden könnte, z. B. Hauptstädte Europas).
- Im **episodischen Gedächtnis** ist das Wissen über persönliche Ereignisse abgespeichert (z. B. was ich gestern gegessen habe, wie mein letzter Geburtstag verlief).

Im **prozeduralen Gedächtnis** wird dagegen Wissen über Vorgänge und Handlungsabläufe gespeichert, die man meistens kaum verbalisieren kann (z. B. wie man Fahrrad fährt).

Sensorischer Speicher (= Register) und Arbeitsgedächtnis

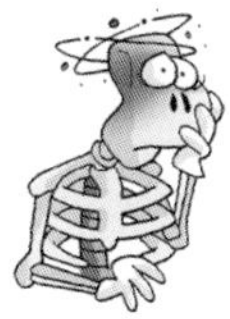

Alle über die Sinnesorgane aufgenommenen Informationen landen zunächst im **sensorischen Speicher** (= visuelle, auditive, haptische Informationen etc.). Seine Speicherkapazität ist unbegrenzt, aber die Speicherdauer nur sehr kurz (1-2 Sekunden), was bedeutet, dass Informationen verfallen, die innerhalb dieser Zeitspanne nicht aktiv weiterverarbeitet und somit ins Arbeitsgedächtnis überführt werden.

Das **Arbeitsgedächtnis** ist der aktive, dem Bewusstsein zugängliche Teil des Gedächtnisses. Seine Kapazität kann über einen Test zur **Gedächtnisspanne** gemessen werden. Dabei muss sich der Proband z.B. eine Folge von Zahlen einprägen. Allgemein geht man davon aus, dass das Arbeitsgedächtnis ca. 7 Einheiten (z.B. 7 Dinge, die man einkaufen möchte) umfasst.

Wird man bei einer Aufgabe unterbrochen, bevor man sie vollständig abgeschlossen hat, bleibt eine Gedächtnisspur im Arbeitsgedächtnis vorhanden. Deswegen kann man sich unvollendete Aufgaben besser merken als abgeschlossene. Dieses Phänomen wird als **Zeigarnikeffekt** bezeichnet.

Interferenztheorie

Nicht alles, was man gelernt hat, kann man wieder aus dem Gedächtnis abrufen. Das liegt unter anderem daran, dass sich Gedächtnisinhalte gegenseitig überlagern können, was auf zwei Arten geschehen kann (s. Abb. 4):

- proaktiv und
- retroaktiv.

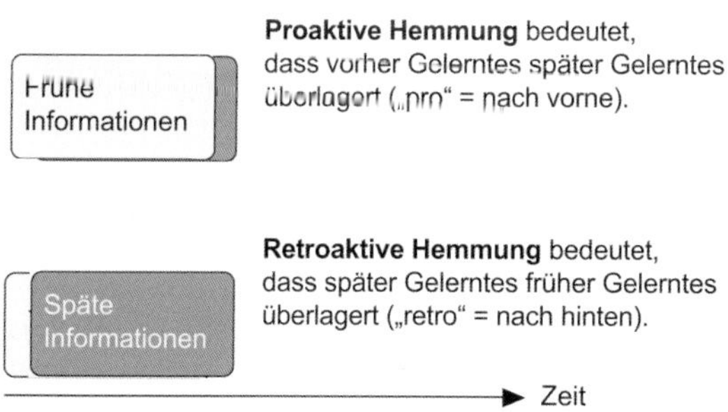

Abb. 4: Proaktive und retroaktive Hemmung

Übrigens...

Solche Interferenzen lassen sich beim Lernen vermeiden, wenn man zwischen der Bearbeitung verschiedener Themen Pausen macht, statt gleich mit dem neuen Inhalt zu beginnen.

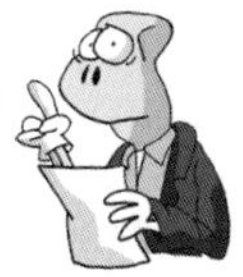

Amnesie

Amnesie bezeichnet einen Gedächtnisverlust (z.B. nach Schädelhirntrauma), der mehr oder weniger dauerhaft sein kann. Man kann amnestische Störungen folgendermaßen unterteilen:

- **Retrograde Amnesie** bedeutet, dass Gedächtnisinhalte, die vor dem schädigenden Ereignis lagen, nicht erinnert werden können (z.B. wie es zum Unfall kam).
- **Anterograde Amnesie** bedeutet, dass die Einspeicherung neuer Gedächtnisinhalte nach dem schädigenden Ereignis gestört ist (z.B. wie der Verletzte vom Unfallort ins Krankenhaus kam).

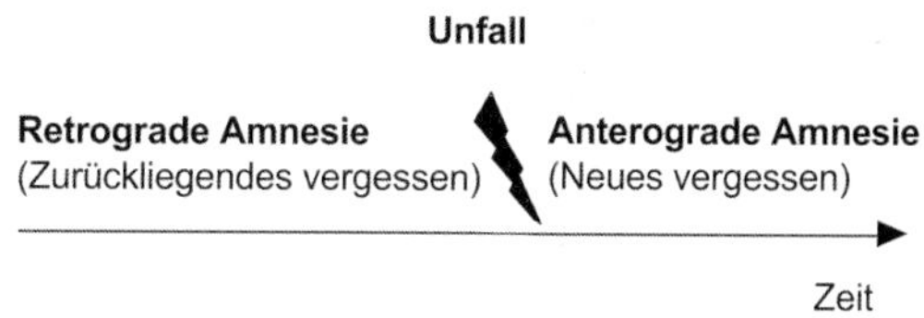

Abb. 5: Retrograde und anterograde Amnesie

1.3.2 Wahrnehmung

Als Wahrnehmungsprozesse werden alle Prozesse bezeichnet, mit denen der ungeordnete Input der äußeren Welt (visuelle, akustische, taktile Information etc.) über die Sinnesorgane aufgenommen und organisiert wird. Die Organisation dieser Informationen ist wichtig, um möglichst schnell zu einem interpretierbaren Eindruck zu kommen (z.B. ein Muster aus visuell wahrgenommenen Punkten und Flächen wird als Person interpretiert). Die **Gestaltpsychologie** hat untersucht, nach welchen Prinzipien Menschen visuelle Informationen organisieren, d.h., nach welchen Regeln wir Elemente als zusammengehörig oder getrennt wahrnehmen.

- **Prinzip der Prägnanz**: Wenn mehrere Interpretationen möglich sind, werden die Elemente nach der einfachsten Organisationsmöglichkeit wahrgenommen („law of good figure", z.B. zwei sich überlappende Kreise werden als zwei Kreise und nicht als eine komplexe Form interpretiert).
- **Prinzip der Ähnlichkeit**: Ähnliche Elemente werden als zusammengehörig wahrgenommen.
- **Prinzip der Nähe:** Elemente, die nah beieinander liegen, werden als zusammengehörig wahrgenommen.
- **Prinzip der Geschlossenheit:** Wir bevorzugen geschlossenen Formen oder Figuren. Entsprechend werden fehlende Randkonturen einfach ergänzt.
- **Prinzip des „gemeinsamen Schicksals"**: Elemente, die sich in der gleichen Richtung bewegen, werden als zusammengehörig wahrgenommen (z.B. Vögel, die im Schwarm fliegen).
- **Prinzip der Vertrautheit:** Wenn wir gewöhnt sind, bestimmte Elemente häufig gemeinsam vorzufinden, so nehmen wir sie als vertraute Gruppe war.

Wahrnehmungsabwehr

Der Begriff Wahrnehmungsabwehr bezeichnet die erschwerte (= langsamere) Wahrnehmung von Reizen, die eine negative Bedeutung haben oder tabuisiert sind (z.B. Wörter wie „Hure", „Sex" oder „Verbrechen" werden in Reaktionszeitexperimenten langsamer erkannt als neutrale Begriffe oder Wörter mit positiver Bedeutung).

1.3.3 Positiver und negativer Transfer

Transfer bezeichnet die Übertragung von gelerntem Verhalten auf eine ähnliche Situation. Unterschieden werden positiver und negativer Transfer:

- **Positiver Transfer** bedeutet, dass gelerntes Verhalten **erfolgreich** auf eine neue Situation übertragen wird.

> **Beispiel:**
> Das Fahren mit einem neuem Auto, wobei man die Handlungen des Gasgebens, Schaltens, Lenkens etc. vom alten Auto überträgt.

- **Negativer Transfer** bedeutet, dass gelerntes Verhalten auf eine neue Situation übertragen wird, in der es nicht passt.

> **Beispiel:**
> Aufgrund vorheriger Bearbeitung einer schwierigen Aufgabe, wird beim Lösen einer leichten Aufgabe ein zu komplizierter Lösungsweg gewählt.

1.3.4 Intelligenz

Intelligenz kann man definieren als allgemeine geistige Anpassungsfähigkeit an neue Aufgaben und Lebensbedingungen (William Stern). Wie Intelligenz gegliedert ist, darüber gibt es verschiedene Auffassungen. Je nachdem, was man alles zu Intelligenz zählt, sieht auch die Messung des Merkmals unterschiedlich aus. Zudem wird in diesem Unterkapitel erläutert, was der IQ-Wert als Testergebnis über die Intelligenz aussagt.

Intelligenzmodelle

Es gibt verschiedene Vorstellungen darüber, wie Intelligenz am besten zu beschreiben ist. Die folgenden drei Modelle unterscheiden sich darin, ob sie einen Generalfaktor postulieren (= Zweifaktorentheorie) oder annehmen, dass es mehrere gleichwertige und relativ unabhängige Intelligenzbereiche gibt (= Primärfaktorenmodell) bzw. verschiedene Arten von Intelligenz, die sich über das Lebensalter unterschiedlich entwickeln (= fluide und kristalline Intelligenz).

Generalfaktorentheorie/Zweifaktorentheorie (Spearman)

Spearman ging davon aus, dass Intelligenzleistungen sich aus zwei Komponenten zusammensetzen:

- einem generellen (= g) Faktor und
- mehreren spezifischen (= s) Faktoren.

Der **Generalfaktor (= g-Faktor)** ist an allen Intelligenzleistungen beteiligt, spezifische Faktoren (= s) decken dagegen jeweils ein spezielles Gebiet ab und sind untereinander statistisch unabhängig (= unkorreliert).

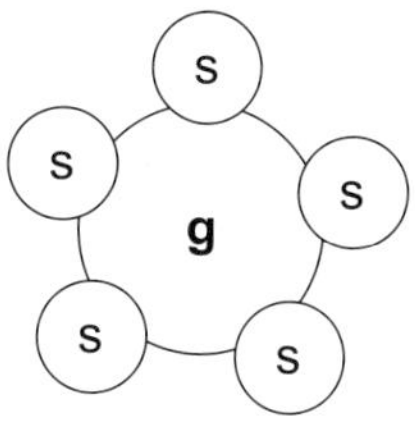

Abb. 6: Generalfaktormodell

Modell der multiplen Faktoren/Primärfaktorentheorie (Thurstone)

Thurstone ging davon aus, dass Intelligenz aus 7 voneinander unabhängigen Komponenten (= 7 primary mental abilities) besteht. Menschen können nach dieser Auffassung in einem Bereich besonders begabt sein, während sie in einem anderen nur durchschnittliche oder unterdurchschnittliche Leistungen erbringen.

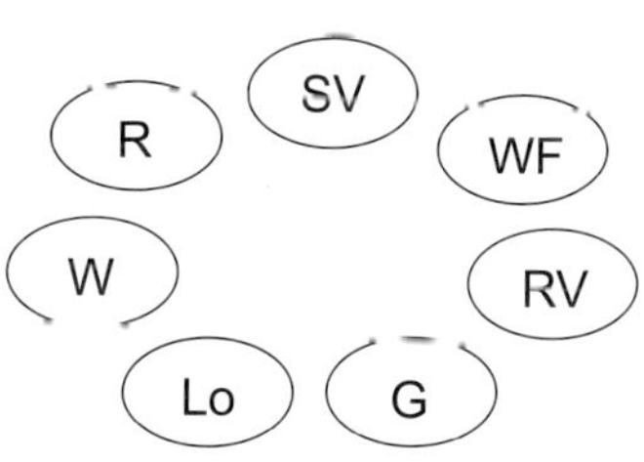

Die 7 Primärfaktoren lauten:

- Rechenfähigkeit (R),
- Sprachverständnis (SV),
- Wortflüssigkeit (WF),
- räumliche Vorstellung (RV),
- Gedächtnis (G),
- Logisches Denken (Lo) und
- Wahrnehmungsgeschwindigkeit (W)

Abb. 7: Mehrfaktorenmodell

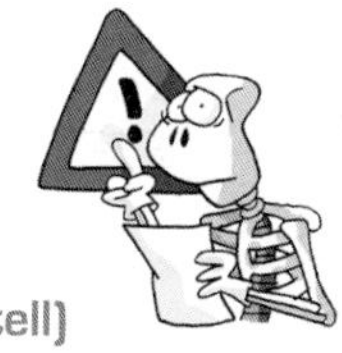

MERKE:
Kreativität gehört – in keinem Modell – zu den Intelligenzfaktoren.

Kristalline und fluide Intelligenz (Cattell)

Cattell nahm an, dass es zwei Arten von Intelligenz gibt, die sich substanziell unterscheiden.

- **Kristalline Intelligenz** ist kulturabhängig (z. B. unterscheidet sich das kristalline Wissen je nach Land und Schulsystem) und wird durch Erfahrung erworben. Sie umfasst Wissen und nimmt auch im Erwachsenenalter zu.
- **Fluide Intelligenz** ist kulturunabhängig, umfasst basale Fähigkeiten (= logisches Denken, geistige Beweglichkeit, Orientierung in neuen Situationen), nimmt im Alter ab und unterliegt bei über 60-Jährigen einem starken Abbau.

MERKE:
Fluide Intelligenz baut mit dem Alter stärker ab. Die Höhe der kristallinen Intelligenz bleibt auch im Alter weitestgehend konstant.

Intelligenztests

Zur Messung der Intelligenz gibt es verschiedene Testverfahren. Zwei davon werden hier dargestellt:

- der Hamburg-Wechsler-Intelligenztest (= HAWI) und
- der Intelligenz-Struktur-Test (= IST).

Diese beiden gehören zu den am häufigsten eingesetzten Testverfahren zur Erfassung allgemeiner Intelligenz.

HAWIE/HAWIK (= Hamburg Wechsler Intelligenztest für Erwachsene/Kinder)

Der HAWIE/K besteht aus einem **Verbal**- und einem **Handlungsteil**. Verbal-IQ und Handlungs-IQ können getrennt berechnet werden. Zu den Verbaltests gehören z. B. der Wortschatz („Was bedeutet Katalog?") und Allgemeinwissen („Warum wäscht man Kleider?"). Zu den Handlungstests gehören z.B. Mosaik-Nachlegen oder Bilder ordnen. Die Tests haben alle ein **freies Antwortformat** und werden als **Einzeltests** durchgeführt. HAWIE und HAWIK sind auf einen Mittelwert von 100 und eine Standardabweichung von 15 normiert.

IST (= Intelligenz Struktur Test von Amthauer)
Der IST hat eine Mehrfaktoren-Struktur, d.h., er besteht aus einem verbalen, einem numerischen, einem figuralen und einem Gedächtnisteil.

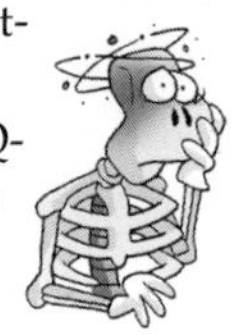

Für alle Teile werden einzelne IQ-Werte berechnet, so dass eine **Profilbildung** möglich ist. Das Antwortformat des IST ist größtenteils **„multiple-choice"** (= 4 Auswahlantworten, von denen eine angekreuzt werden soll). Dadurch ist der IST ein sehr ökonomisches Verfahren, das häufig als **Gruppentest** (= gleichzeitige Testung mehrerer Probanden, die jedoch alle alleine arbeiten) durchgeführt wird. Der Mittelwert liegt bei 100, die Standardabweichung bei 10.

Intelligenzquotient (= IQ)
Der IQ ist eine Maßzahl für die Leistung in einem Intelligenztest im Verhältnis zur Leistung der eigenen Altersgruppe. Um den IQ zu berechnen braucht man daher in jedem Fall die **Normierung** der entsprechenden Altersgruppe. Es gibt zwei verschiedene Arten den IQ zu berechnen:

- **Klassischer IQ (Binet, Stern)**:

  $$\frac{\text{Intelligenzalter}}{\text{Lebensalter}} \cdot 100$$

  Das Intelligenzalter wird durch einen Test ermittelt, bei dem die einzelnen Aufgaben nach ihrer Lösbarkeit für ein bestimmtes Alter definiert sind (z.B. Aufgaben, die 6-Jährige im Durchschnitt lösen können, 5-Jährige aber noch nicht, werden zur Messung des Intelligenzalters von 6 Jahren eingesetzt).

Beispiel:
Peter ist 7 Jahre alt und löst alle Aufgaben für 9-Jährige: $\frac{9}{7} \cdot 100 = 128{,}5$
Hans ist 7 Jahre als und löst nur Aufgaben für 5-Jährige: $\frac{5}{7} \cdot 100 = 71{,}4$

- **Der Abweichungs-IQ (= Wechsler-IQ)**: Der Wert eines Probanden im IQ-Test wird verglichen mit dem normierten Mittelwert (= 100) seiner Altersgruppe. Das bedeutet, dass ein individueller IQ-Wert immer nur in Bezug auf die eigene Altersgruppe interpretierbar ist. Der Abweichungs-IQ wird heutzutage benutzt um beispielweise im HAWI oder IST den Wert des Probanden zu berechnen.

MERKE:
Der IQ sagt nur etwas aus über die relative Position eines Probanden in Bezug auf seine Referenzgruppe (z.B. 15-jährige Gymnasiasten). IQ-Werte von Probanden, die mit unterschiedlichen Referenzgruppen verglichen werden, kann man nicht direkt miteinander vergleichen (z.B. IQ eines 15-jährigen Gymnasiasten und eines 17-jährigen Realschülers).

Intelligenz und Leistung
Empirisch lässt sich ein stabiler Zusammenhang zwischen Werten in Intelligenztests und anderen Leistungsbewertungen (z.B. Schulnoten, Studienabschluss, Berufserfolg) feststellen. Dieser liegt jedoch deutlich unter einer Korrelation von r = 1.0 (je nach Kriterium um r = 0.4-0.7).
In manchen Fällen klaffen Intelligenz und gezeigte Leistung jedoch unerwartet stark auseinander:

- Als **Underachiever** werden Schüler bezeichnet, deren Schulleistung schlechter ist, als aufgrund ihrer Intelligenz zu erwarten wäre (z. B. aufgrund mangelnder Motivation).
- Als **Overachiever** bezeichnet man Schüler, deren Schulleistungen besser sind, als aufgrund ihrer Intelligenz zu erwarten wäre (z. B. aufgrund hoher Angepasstheit und Fleiß).

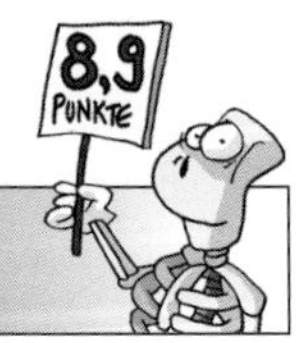

DAS BRINGT PUNKTE

Das Gedächtnis ist als Fragenthema in den letzten Jahren immer wichtiger geworden. Speziell die Unterteilungen in die verschiedenen Speicher (= s. S. 6-7) sollte man sich gut einprägen.
Außerdem wurden die Intelligenztests (= HAWIE/K und IST) mit ihren Charakteristika immer wieder gerne gefragt.

LEGT JETZT DOCH MAL NE PAUSE EIN, BEVOR DIE SPEICHER ÜBERLAUFEN...

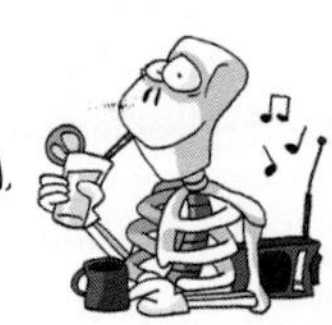

1.4 Emotion

In diesem Kapitel werden zunächst die Kennzeichen und Bestandteile von Emotionen vorgestellt und eine allgemeine Theorie zur Entstehung von Emotionen erläutert. Der zweite Teil widmet sich dann spezifischen Emotionen wie der Angst und der Depression. Dabei stehen Störungsbilder, die das emotionale Erleben betreffen, im Mittelpunkt.

1.4.1 Komponenten der Emotion

Emotionen lassen sich in verschiedene Komponenten unterteilen (hier für die Emotion Angst beschrieben):

- **subjektives Gefühl** (= Gefühl von Bedrohtsein),
- **kognitive Komponente** (= Bewertung, Gedanken, z.B. „Das ist eine gefährliche Situation. Ich weiß nicht, wie ich mich wehren kann."),
- **physiologische Komponente** (= Muskeltonus erhöht, Zunahme der Hautleitfähigkeit, Schweißausbruch, erhöhte Herzfrequenz, Puls beschleunigt etc.),
- **Ausdruckskomponente** (= Mimik, z.B. Hochziehen der Augenbrauen, Mund öffnen) und
- **Motivationale-/Verhaltenskomponente** (= Kampf oder Flucht)

MERKE:
Die Ausdruckskomponente ist die wichtigste Komponente zur Klassifikation der Emotion.

1.4.2 Die 6 Primär-/Basisemotionen

Alle Basisemotionen sind **kulturell unabhängig**, das heißt, sie werden von Menschen aller Kulturen gezeigt und auch ähnlich interpretiert. Jede dieser Emotionen ist **über spezielle Muskelgruppen definiert**. Beispielsweise wird Überraschung mimisch über ein Heben der Augenbrauen, das Senken des Unterkiefers und das Heben der Oberlider definiert. Primäremotionen sind **genetisch angelegt** und werden daher NICHT durch Nachahmung gelernt. Zu ihnen gehören:

1. Freude/Glück,
2. Trauer,
3. Angst,
4. Wut/Ärger,
5. Ekel und
6. Überraschung.

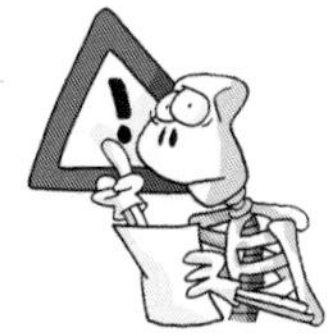

MERKE:
Alle anderen Emotionen – wie Depression und Neid – gehören NICHT zu den primären Emotionen, sondern sind gelernte Mischgefühle.

Übrigens...
Wenn man sich nicht sicher ist, ob eine Emotion zu den Basisemotionen oder den Mischgefühlen gehört, kann man einfach mal überlegen, ob einem dazu spontan der „richtige Gesichtsausdruck" einfällt. Bei den Basisemotionen sollte das leicht fallen, bei Mischgefühlen dagegen nicht.

1.4.3 Emotionstheorien

Emotionen werden immer begleitet von physiologischen Veränderungen. Hierbei stellt sich die Frage nach der Henne und dem Ei.
James & Lange (1884) gehen davon aus, dass physiologische Reaktionen unwillkürlich einsetzen und erst die Wahrnehmung und Interpretation dieser physiologischen Veränderung die Emotion auslöst. Wir laufen vor einem Bären fort. Daraus schließen wir, dass wir Angst vor dem Bären haben müssen. „Woher soll ich wissen was ich fühle, bevor ich sehe was ich tue?"
Cannon & Bard (1927) postulieren, dass zunächst die Emotion vorhanden ist und diese dann den physiologischen Zustand verändert. Ich fühle, also reagiere ich.
Schachter & Singer (1962) schließlich bilden die Synthese bisheriger Ansätze und postulieren die Zwei-Faktoren-Theorie der Emotion. Sie nehmen an, dass Emotionen aus zwei Komponenten bestehen:

1. aus einer **unspezifischen physiologischen Erregung** aufgrund einer bestimmten Wahrnehmung und
2. aus einer **kognitiven Bewertung** des Erregungszustands, die abhängig ist vom unmittelbaren Kontext.

Beispiel:
Sie konnten in einem Experiment zeigen, dass Menschen, die vorher über eine gefährliche Brücke gingen und aufgrund des Risikos eine physiologische Erregung spürten, diese Erregung häufig auf eine junge, hübsche Interviewerin zurückführten, die sie am Ende der Brücke in ein Gespräch verwickelte. Personen, die vorher keine Gefahrensituation erlebt hatten,

bewerteten dieselbe Interviewerin im Schnitt als weniger attraktiv. Vereinfacht lautet ihre Theorie also: Erst kommt die physiologische Erregung, dann suche ich in meiner Umgebung dafür eine Erklärung. Je nachdem, was sich als Erklärung anbietet, wird das unspezifische Gefühl als Angst, Ärger, Freude oder Überraschung etc. interpretiert.

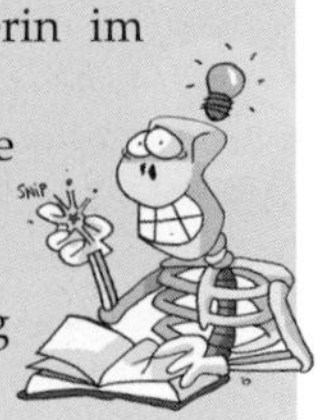

1.4.4 Angst

Die Emotion der Angst ist sehr vielfältig. Man unterscheidet dabei zwischen funktionalen - also für das Überleben wichtigen – Formen der Angst und übertriebener pathologischer Angst, die für das Individuum einschränkend ist (= Angststörungen).

Unterscheidung verschiedener Angstformen

Angst kann man danach unterscheiden, ob sie sich auf etwas Bestimmtes richtet oder nicht. Zudem gibt es bestimmte Angstformen, die während der kindlichen Entwicklung auftreten. Die „Vokabeln zur Angst" lauten folgendermaßen:

- **Realangst** oder **Furcht** = funktionale, angemessene Angst vor speziellem Objekt/Situation.
- **frei flottierende Angst** = ungerichtete Angst, wobei nicht gesagt werden kann, wovor.
- **6-Monatsangst** oder **Trennungsangst** = Kind hat Angst, wenn die Mutter (= primäre Bezugsperson) geht; tritt um den 6. Lebensmonat auf.
- **8-Monatsangst** oder **Fremdeln** = Kind bekommt Angst vor Fremden (= zeigt, dass es in der Lage ist, zwischen bekannten und fremden Personen zu differenzieren); tritt um den 8. Lebensmonat auf.

Angststörungen

Angst ist grundsätzlich eine normale und funktionale Emotion. Ist sie allerdings extrem ausgeprägt, kann sie für das Individuum zum Problem werden. Von einer Angststörung spricht man dann, wenn die betroffene Person sich durch ihre Angst in ihrem Leben eingeschränkt fühlt und die erlebte Angst übertrieben und unangemessen erscheint. Dabei werden verschiedene Angststörungen unterschieden:

Phobie: Die **Phobie** ist eine unangemessene Angst vor einem **speziellen Objekt oder einer speziellen Situation** (Beispiel: Spinnenphobie, Blutphobie, Agoraphobie = Angst vor öffentlichen Orten). Die **Entstehung von Phobien** wird lerntheoretisch über den Mechanismus des klassischen Konditionierens oder über Modelllernen erklärt: Z.B. lässt der Anblick einer vorher neutralen Spinne die Mutter aufschreien. Der Schrei ist der unkonditionierte Reiz, bei dem das Kind erschrickt. Durch eine Kopplung von Spinne und Schrei wird die Angst auf den Anblick der Spinne übertragen. Die **Aufrechterhaltung von Phobien** oder die Frage, warum es nicht schnell zu einer Löschung/Extinktion der gelernten Reaktion kommt, wird lerntheoretisch folgendermaßen erklärt: Der betroffene Patient meidet oder flieht vor angstauslösenden Situationen. Diese Vermeidung oder Flucht führt zur Angstreduktion (= eine unangenehme Emotion nimmt ab), die wiederum das Vermeidungsverhalten (negativ) verstärkt. **Prepared-Reize** lösen häufig unangemessene Furchtreaktionen aus. Spinnen sind hier das klassische Beispiel.

Panikstörung: Bei der **Panikstörung** treten plötzliche Angstattacken auf, ohne dass die Person ein spezielles auslösendes Objekt, oder eine Situation benennen könnte. Sie kommen **„wie aus heiterem Himmel"** und gehen mit starken physiologischen Symptomen (= Herzrasen, Schwindel, Schwitzen, Zittern etc.) und dem Gefühl von Todesangst einher. Panikattacken treten häufig **in Ruhesituation** auf.

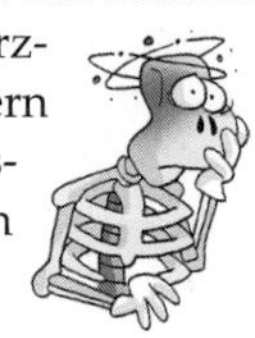

MERKE:
Agoraphobie tritt häufig gemeinsam mit einer Panikstörung auf (= hohe Komorbidität). In solchen Fällen haben Patienten Angst vor öffentlichen Orten, da sie dort bei einer Panikattacke keine Hilfe finden oder sich blamieren würden.

Zwangsstörungen: Patienten mit **Zwangsstörungen** leiden unter wiederkehrenden Zwangshandlungen oder Zwangsgedanken (z.B. Wasch-, Kontrollzwang, bei dem sie immer wieder die selben Wasch- oder Kontrollhandlungen durchführen), die von ihnen als übertrieben erlebt werden und die sie in ihrer Lebensführung einschränken. Zwangsstörungen zählen zu den **Angststörungen**, da ein Unterdrücken der

Zwangshandlungen zu starker Angst führt. Die Handlungen und Gedanken werden ausgeführt, um diese Angst zu vermeiden.
Posttraumatische Belastungsstörung (= PTBS): Die PTBS ist eine Angststörung, die nach traumatischen Erfahrungen (z.B. Unfall, Verbrechen) auftritt. Ihre Symptomatik besteht aus **unwillkürlich wiederkehrenden Erinnerungen** an das traumatische Ereignis, die zum Teil wie ein plötzlicher Film vor dem geistigen Auge ablaufen (= „flash backs"), obwohl die Patienten versuchen, mit dem Trauma verbundene Aktivitäten zu vermeiden. Gleichzeitig erleben die Patienten eine **emotionale Gleichgültigkeit** gegenüber ihrer Umwelt.
Die **generalisierte Angststörung** ist nicht auf ein bestimmtes Objekt gerichtet, sondern beschreibt eine unbegründete Angst vor Unfällen, Erkrankungen oder Katastrophen. Sie ist weniger von physiologischen Erscheinungen begleitet.

Repression – Sensitization: Verhaltensstil zum Umgang mit Angst

Individuen gehen mit bedrohlichen Situationen unterschiedlich um. Die Dimension Repression versus Sensitization beschreibt diese verschiedenen Verhaltensstile. Dabei bilden **Verleugnung** (= Repression) und **ängstliche Aufmerksamkeit** (= Sensitization) die Extrempole eines Kontinuums.

- **Represser** unterdrücken/verdrängen Angstgefühle. Sie verleugnen, dass überhaupt ein Grund zur Sorge besteht.
- **Sensitizer** beschäftigen sich intensiv mit ihrer Angst, suchen gezielt Informationen zum Angstobjekt/-thema und fürchten Kontrollverlust.

1.4.5 Depression

Beispiele:
Patient A (= Sensitizer) lässt sich vor einer Operation im Detail über alle möglichen Risiken informieren. Patient B (= Represser) legt Broschüren zu den Risiken von gesundheitsschädigendem Verhalten einfach ungelesen zur Seite.

Depressionen gehören zu den häufigsten psychischen Störungen. Zur Symptomatik zählen **negative Emotionen** wie Trauer und Hoffnungslosigkeit, verminderter Antrieb und geringes Selbstwertgefühl. Depressive Menschen leiden häufig unter Schuldgefühlen und allgemeiner Freudlosigkeit. Auch ihr Denken ist beeinträchtigt: Sie neigen dazu, negative Ereignisse extrem zu betonen (**Übergeneralisierungsfehler**) und positive Dinge kaum wahrzunehmen.
Diese Symptomatik muss **mindestens zwei Wochen** anhalten, um als Depression diagnostiziert zu werden. Die Prävalenz von Depressionen ist bei Frauen deutlich höher als bei Männern. Erklärungsansätze zur Entstehung depressiver Störungen gibt es einige. Hier wird aber nur die physikumsrelevante Theorie erlernter Hilflosigkeit vorgestellt.

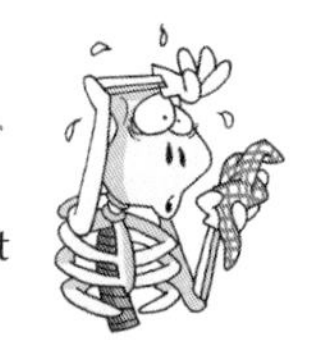

Theorie der erlernten/gelernten Hilflosigkeit (Seligman)

Die Theorie erlernter Hilflosigkeit basiert auf Erkenntnissen aus Tierversuchen:

Ratten befanden sich in einem zweiteiligen Käfig, in dem die eine Hälfte mit einer elektrifizierbaren Bodenplatte ausgelegt war. In der ersten Versuchsphase wurde die eine Hälfte unter Strom gesetzt. Die Ratten lernten, in die sichere Käfighälfte zu flüchten, um den Stromschlägen zu entkommen. In der zweiten Phase wurden sie auf der elektrifizierbaren Platte festgeschnallt. Sie waren nun den Stromschlägen hilflos ausgesetzt. Danach wurden sie wieder frei gelassen. Interessanterweise zeigte sich, dass die wieder frei beweglichen Ratten jetzt jedoch nicht mehr in die sichere Käfighälfte flüchteten, sondern „hilflos" die Stromschläge erduldeten.

Aus diesen Versuchen leitete Seligman ab, dass bei **fehlender Kontrolle** über die Konsequenzen des eigenen Verhaltens ein Organismus (Mensch und Tier) erlernte Hilflosigkeit ausbildet.
Übertragen auf die Entstehung von Depressionen bedeutet das, dass Menschen, die den Eindruck haben, keine Kontrolle über die Konsequenzen ihres Verhaltens zu haben (z.B. „Egal, was ich tue, ich kann meine Lage doch nicht ändern."), durch diese Erfahrung der Unkontrollierbarkeit eine depressive Symptomatik ausbilden.

Die Symptome der erlernten Hilflosigkeit sehen folgendermaßen aus:

- emotionales Defizit (= Freudlosigkeit),
- motivationales Defizit (= Fehlen zielgerichteter Aktivität),
- kognitives Defizit (= verzögertes Lernen von aktivem Vermeidungsverhalten) und
- neurobiologische Veränderungen wie bei Depressiven (= Verringerung des Noradrenalingehalts im ZNS).

Übrigens...
Erlernte Hilflosigkeit führt NICHT zu aggressivem Verhalten.

1.4.6 Trauer und Phasen der Auseinandersetzung mit dem Tod

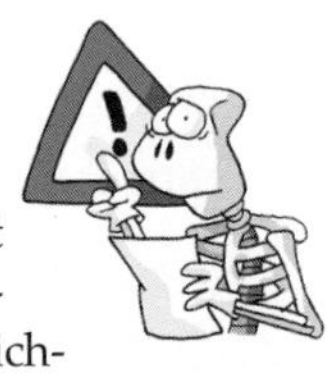

Im Gegensatz zur Depression ist Trauer eine normale und funktionale Emotion, die bei Verlust wichtiger Bezugspersonen gezeigt wird. Evolutionsbiologisch kann man ihre Funktion darin sehen, dass Trauer eine auffordernde Wirkung auf andere Gruppenmitglieder ausübt, das trauernde Individuum zu unterstützen. Als **Trauerarbeit** wird der aktive emotionale Verarbeitungsprozess bei Verlust eines Beziehungsobjekts (Objekt steht hier auch für Personen) bezeichnet.

Sterbephasen nach Kübler-Ross

Elisabeth Kübler-Ross hat durch Interviews mit sterbenden Menschen eine Art Phasenabfolge in der Auseinandersetzung mit dem eigenen Tod gefunden. Sie gliedert sich in die folgenden 5 Phasen:

1. Phase der Abwehr/Nicht-wahr-haben-wollen,
2. Protestphase/Zorn,
3. Phase des Verhandelns,
4. Depression und
5. Akzeptieren.

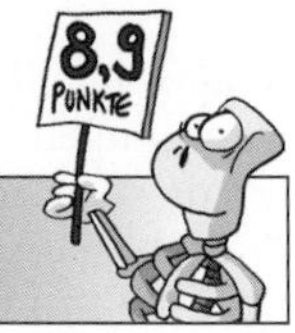

DAS BRINGT PUNKTE

Aus diesem Kapitel sollte man sich einerseits den allgemeinen Teil mit den Basisemotionen (es sind 6 Stück...) ganz besonders genau anschauen. Andererseits sind die Angststörungen und ihre jeweilige Symptomatik auch sehr wichtig. Deswegen noch einmal in Kurzform die wichtigsten Merkmale:

- Phobie: Dies ist die Angst vor etwas Speziellem (= Objekt, Situation).
- Panikstörung: Hier kommen starke Angstanfälle, ohne dass der Patient den Auslöser benennen könnte.
- Zwangsstörung: Dazu gehören übertriebene Zwangshandlungen und -gedanken, die der Patient ausführt oder denkt, um etwas Schreckliches abzuwenden.
- Posttraumatische Belastungsstörung: Hier erlebt der Patient Angstattacken nach einem traumatischen Ereignis.

1.5 Motivation

Die Motivationspsychologie beschäftigt sich mit den Fragen, warum jemand etwas tut, warum man sich bei mehreren Handlungsmöglichkeiten für die eine entscheidet und warum man manche Handlungen mit größerer Intensität verfolgt als andere. Es geht also um Fragen der

- **Zielsetzung**,
- **Wahl** und
- **Ausführung**

von Handlungen.

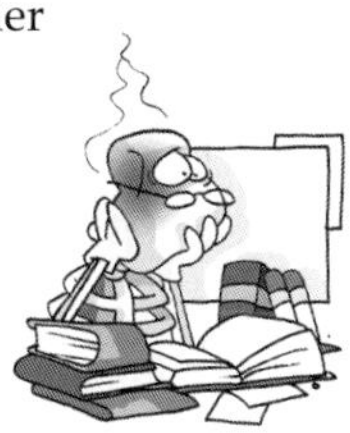

Als Motiv bezeichnet man den Antrieb eine Handlung auszuführen. Primäre (= biologische) Motive wie Hunger, Durst, Sauerstoff und Sexualität sind angeboren. Alle primären Motive mit Ausnahme der Sexualität sind darauf ausgerichtet ein inneres Gleichgewicht (= Homöostase) zu erhalten. Sinkt z.B. der Blutzuckerspiegel, so empfindet man Hunger und hat den Antrieb etwas zu essen. Ergänzend zu den primären Motiven gibt es noch sekundäre (= psychologische) Motive, wie das Streben nach Macht und Leistung, der Wunsch nach Geselligkeit und sozialer Anerkennung.

Übrigens...

Ein Verhalten aus innerer Überzeugung bezeichnet man als intrinsisch motiviert, ansonsten spricht man von extrinsischer Motivationslage.

In der Motivationspsychologie gibt es verschiedene Theorien, die aus unterschiedlichen Perspektiven erklären, warum es zur Auswahl und Durchführung verschiedener Handlungen kommt.

1.5.1 Ethologischer Ansatz (= Vergleichende Verhaltensforschung)

Der ethologische Ansatz versucht jedes Verhalten durch angeborene Instinkte zu erklären. Die Erkenntnisse basieren dabei größtenteils auf Verhaltensforschung an Tieren. Allerdings gibt es auch im menschlichen Verhalten einige Beispiele instinktbedingter Verhaltensweisen.

Instinkthandlungen

Als Instinkthandlungen werden **angeborene Verhaltensweisen** bezeichnet, die innerhalb einer Spezies hoch standardisiert ablaufen. Beim Menschen gehört dazu beispielsweise das Saugverhalten des Neugeborenen.

Ablauf einer Instinkthandlung: Ausgangsbasis ist ein physiologischer Mangelzustand/Triebspannung (z.B. Hunger).

1. Ungerichtetes **Appetenzverhalten**: Der Säugling pendelt mit dem Kopf hin und her, um möglicherweise eine Befriedigung seines Hungerbedürfnisses zu finden.
2. **Schlüsselreiz**: Im Falle des Säuglings ist die Brustwarze der Mutter der Schlüsselreiz.
3. **Angeborener Auslösemechanismus** (= AAM): Sobald der Schlüsselreiz auftaucht, läuft ein genetisch determiniertes Programm ab (= Kind beginnt zu saugen und zu schlucken).
4. **Endhandlung**: Der Säugling trinkt und das Mangelbedürfnis (= Hunger) wird gestillt.

Nach der Endhandlung ist der Handlungsantriebsabfall am größten. Herrscht dann allerdings immer noch ein Mangelzustand, beginnt die Instinkthandlung von vorne. Man spricht daher auch vom Motivationszyklus.

MERKE:

Die Reihenfolge der Instinkthandlung (= Motivationszyklus) sollte man sich gut einprägen: Motiv Appetenzverhalten, Schlüsselreiz, AAM, Endhandlung.

Übrigens...

Im Falle des Säuglings ist die Brustwarze der Schlüsselreiz. Schlüsselreize können durch Attrappen ersetzt werden. So löst z.B. auch ein Gummischnuller das Saugverhalten des Säuglings aus.

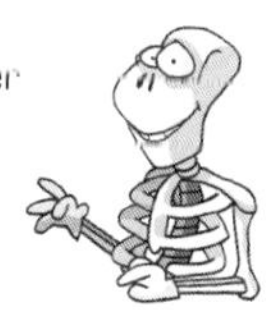

Übersprunghandlungen

Wenn **zwei konkurrierende Bedürfnisse** gleichzeitig auftreten, deren Endhandlungen nicht miteinander vereinbar sind (z.B. jemand schwankt zwischen Flucht und Angriff), kommt es zu Übersprunghandlungen (z.B. nervöses Kopfkratzen). Die Übersprunghandlung befriedigt dabei keines der beiden Bedürfnisse.

Leerlaufhandlungen

Wenn die Triebspannung oder das Bedürfnis extrem stark sind, aber kein Schlüsselreiz den AAM auslöst, kann es zu Leerlaufhandlungen kommen, bei denen eine Instinkthandlung ohne vorherigen Schlüsselreiz ausgelöst wird. Beispiel: Säugling beginnt „trocken" zu schlucken.

1.5.2 Humanistische Motivationstheorie: Die Bedürfnishierarchie nach Maslow

Maslows Annahme ist, dass alle Menschen Bedürfnisse haben, die man in einer Hierarchie darstellen kann. Dabei müssen untere Bedürfnisse erfüllt sein, damit obere Bedürfnisse relevant werden (s. Abb. 8). Beispielsweise kümmert man sich erst um zufriedenstellende soziale Kontakte, wenn der Hunger gestillt ist.

Die ersten vier Stufen werden als Defizitbedürfnisse bezeichnet: Sie motivieren das Verhalten, solange ein Defizit besteht. Ist dieses gestillt, sind sie nicht mehr wirksam.

Übrigens...

Das oberste Bedürfnis – die **Selbstverwirklichung oder Selbstaktualisierung** – ist ein Wachstumsbedürfnis: Es kann nie vollständig gestillt werden, sondern motiviert weiter dazu, entsprechendes Verhalten zu zeigen.

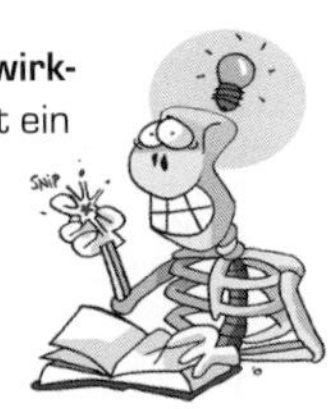

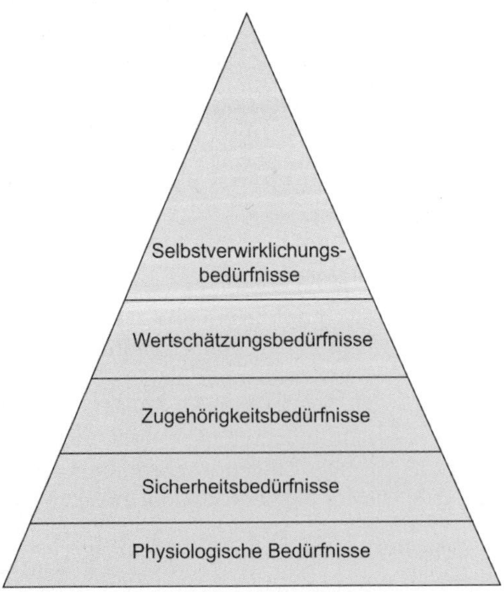

Abb. 8: Maslows Bedürfnispyramide

1.5.3 Leistungsmotivation

Die Theorie der Leistungsmotivation geht davon aus, dass Menschen ein angeborenes Leistungsmotiv haben; also ein Bedürfnis, sich in Leistungssituationen zu beweisen. Dabei sind Leistungssituationen solche, in denen man sich mit einem Gütemaßstab auseinander setzen kann (= Vergleichsmöglichkeit, ob man besser oder schlechter ist). Das Leistungsmotiv besteht wiederum aus zwei Motiven, die bei verschiedenen Menschen unterschiedlich ausgeprägt sind. Das sind:

- **Hoffnung auf Erfolg**: Menschen mit hoher Ausprägung werden als Erfolgsorientierte bezeichnet. Sie strengen sich an, um Erfolge zu erzielen.
- **Angst vor Misserfolg**: Menschen mit hoher Ausprägung werden als Misserfolgsorientierte bezeichnet. Sie strengen sich an, um Misserfolge zu vermeiden.

Erfolgs- und misserfolgsorientierte Personen unterscheiden sich systematisch in ihrem Verhalten:

Erfolgsorientierte Personen

- setzen sich realistische Ziele (= realistisches Anspruchsniveau).
- wählen Aufgaben von mittlerer Schwierigkeit.
- attribuieren Erfolge auf ihre eigene Person wie ihre Fähigkeit oder Anstrengung (= internal).
- attribuieren Misserfolge auf äußere Faktoren (= external).

Misserfolgsorientierte Personen

- setzen sich unrealistisch hohe oder zu niedrige Ziele.
- wählen besonders leichte oder besonders schwere Aufgaben.
- attribuieren Erfolge auf äußere Faktoren (= external).
- attribuieren Misserfolge auf ihre eigene (Un-) Fähigkeit und/oder mangelnde Anstrengung (= internal).

Beispiele:

Ich habe besser gekreuzt als erwartet,

- weil dieses Frühjahr das Physikum ziemlich leicht war (= externale Attribution bei Erfolg, typisch für Misserfolgsorientierte).
- weil ich mich so gut vorbereitet hatte (= internale Attribution bei Erfolg, typisch für Erfolgsorientierte).

MERKE:
Erfolgsorientierte bevorzugen eine mittlere Aufgabenschwierigkeit, Misserfolgsorientierte eine hohe oder niedrige Aufgabenschwierigkeit.

Übrigens...

Diese Unterschiede kann man folgendermaßen erklären: Erfolgsorientierte haben Interesse daran, ihre Leistungsfähigkeit zu testen. Dazu eignen sich am besten Aufgaben mit mittlerer Schwierigkeit, bei denen es eine 50/50-Chance gibt, sie zu schaffen oder nicht. Misserfolgsorientierte möchten am liebsten gar nicht genau wissen, wie gut sie wirklich sind. Um eine Diagnose ihrer Leistungsfähigkeit zu vermeiden, wählen sie entweder extrem leichte Aufgaben, bei denen kaum ein Risiko besteht, sie nicht zu schaffen, oder so schwere Aufgaben, dass ein Versagen nicht so schlimm wäre, da sowieso kaum jemand diese Aufgabe schafft.

1.5.4 Attributionstheorie

Die Attributionstheorie beschäftigt sich mit der Frage, welche Erklärungen Menschen für das Eintreten von Ereignissen haben. Es geht also darum, wie man beispielsweise begründet, warum man eine Prüfung erfolgreich bestanden hat (z.B. ich war gut vorbereitet, ich hatte Glück etc.). Menschen unterscheiden sich darin, welche Ursachen sie normalerweise bei Ereignissen vermuten. Die Tendenz einer Person, Ereignisse stets auf eine bestimmte Art von Ursachen zurückzu führen, wird als **Attributionsstil** bezeichnet. Er entsteht aufgrund von Lernerfahrungen.

Attributionsdimensionen

Die Ursachenzuschreibung von Ereignissen kann auf drei Dimensionen stattfinden:

Ort der Verursachung
- internal = Ursachen liegen in der Person begründet
- external = Ursachen liegen außerhalb der Person begründet

Zeitliche Stabilität
- stabil = Ursachen sind zeitlich dauerhaft
- variabel = Ursachen sind zeitlich veränderlich

Stabilität über Situationen
- global = Ursachen gelten für breite Klasse von Ereignissen
- spezifisch = Ursachen gelten nur für einzelnes Ereignis

Beispiele:
Ich war so gut in der Prüfung,
- Student A: ...weil ich einfach unglaublich intelligent bin (= internal, stabil, global; Attribution auf Fähigkeit/Begabung).
- Student B: ...weil ich für diese Prüfung so gut gelernt hatte (= internal, variabel, spezifisch; Attribution auf Anstrengung).
- Student C: ...weil ich dieses Mal Glück hatte (= external, variabel, spezifisch).
- Student D: ...weil ich einfach immer die leichtesten Prüfer erwische (= external, stabil, global).

Attributionsstil von Depressiven (= pessimistischer Attributionsstil)

Mit Depressionen geht häufig ein bestimmter Attributionsstil einher:
- negative Ereignisse = internal, stabil, global („Ich bin an allem schuld.")
- positive Ereignisse = external, variabel, spezifisch („Zufall")

Dieser Attributionsstil kann zu persönlicher Hilflosigkeit, vermindertem Selbstwertgefühl und depressiven Verstimmungen führen.

1.5.5 Motivationskonflikte (Lewin)

Menschliches Handeln findet immer in einer komplexen Umgebung statt, in der meist mehrere Handlungsoptionen existieren. Kurt Lewin hat versucht, die verschiedenen Konflikte zu beschreiben, die man aufgrund gleichzeitig vorhandener Bedürfnisse und verschiedener Umweltangebote haben kann:
- Der Begriff der **Appetenz** bedeutet **Annäherung** und beschreibt ein „sich-zu-einer-Handlung-Hingezogenfühlen".
- Der Begriff der **Aversion** bedeutet **Meidung** und beschreibt ein „sich-von-einer Handlung-Abgestoßenfühlen".

Appetenz-Appetenz-Konflikt

Bei Appetenz-Appetenz-Konflikten muss das Individuum sich zwischen zwei oder mehr attraktiven Alternativen entscheiden.

Beispiele:
Beim Eiskugelaussuchen: Welche Kugel nehm' ich denn...?"

Aversions-Aversions-Konflikt

Beim Aversions-Aversions-Konflikt muss eine Entscheidung zwischen zwei unangenehmen Alternativen getroffen werden. Es geht um die Wahl des geringeren Übels.

> **Beispiele:**
> Zahnschmerzen haben oder zum Zahnarzt gehen.

Appetenz-Aversions-Konflikt (= Ambivalenzkonflikt)

Man muss sich entscheiden, ob man etwas Erwünschtes tun oder lassen soll, das gleichzeitig unangenehme Nebenwirkungen hat.

> **Beispiele:**
> Medikament lindert Schmerzen, macht aber gleichzeitig sehr müde

Doppelter Appetenz-Aversions-Konflikt (= doppelter Ambivalenzkonflikt)

Man muss sich zwischen zwei Alternativen, die beide positive und negative Seiten haben, entscheiden.

> **Beispiele:**
> Gut bezahlter Job in kleinem Kaff oder mies bezahlter Job in Traumstadt

DAS BRINGT PUNKTE

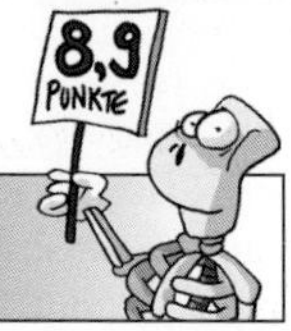
8,9
PUNKTE

Der ethologische Motivationsansatz und speziell die **Instinkthandlung** waren bislang häufige Fragenthemen im Examen. Prägt euch daher bitte besonders die Reihenfolge des Ablaufs gut ein:

1. Erst kommt das ungerichtete Appetenzverhalten,
2. dann der Schlüsselreiz,
3. dann der angeborene Auslösemechanismus (= AAM) und
4. schließlich die Endhandlung.

Auch die Attributionstheorie ist ein wichtiges Thema. Man sollte die verschiedenen **Attributionsdimensionen** (= internal versus external; stabil versus variabel; global versus spezifisch) nicht nur kennen, sondern auch in den Beispielen wiederfinden.

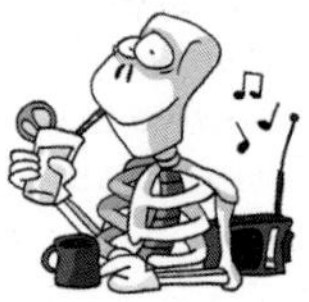
GÖNNT EUCH DIESE PAUSE,
UM NEUE MOTIVATION ZU TANKEN...

1.6 Persönlichkeit und Verhaltensstile

Im folgenden Kapitel geht es um die Frage, wie man den **Charakter** eines Menschen, das heißt seine **zeitlich überdauernden Eigenschaften** am besten beschreiben kann. Welche Eigenschaftsdimensionen sind dabei relevant? Und kann man alle Menschen mit denselben Dimensionen beschreiben? Wie kommen Unterschiede im Verhalten von Menschen zustande?

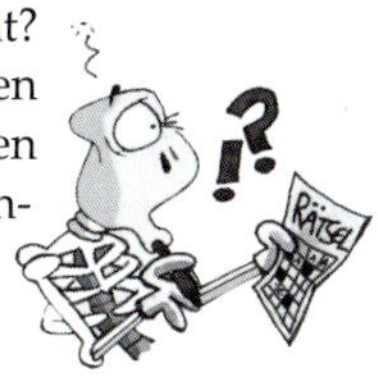

Verschiedene theoretische Ansätze der Persönlichkeitsforschung geben dabei unterschiedliche Antworten auf die Frage, warum sich Menschen unterschiedlich verhalten.

1.6.1 Prädispositionismus

Der Prädispositionismus geht davon aus, dass Unterschiede im menschlichen Verhalten durch Unterschiede in den **Eigenschaften der Person** (= unterschiedliche Trait-Ausprägungen) begründet sind. Diese Eigenschaften sind zeitlich und über verschiedene Situationen hinweg stabil. Nach dem Prädispositionismus ist ein schüchterner Mensch somit sein Leben lang und in verschiedenen Situationen besonders schüchtern.

1.6.2 Situationismus

Der Situationismus ist als Kritik am Eigenschaftskonzept des Prädispositionismus entstanden. Nach situationistischer Auffassung gibt es keine zeitlich und über Situationen hinweg stabilen Eigenschaften, sondern individuelles Verhalten lässt sich am besten durch die **Anforderungen der Situation** erklären. Wenn jemand schüchtern ist, dann liegt das nach situationistischer Auffassung also an der einschüchternden Situation, NICHT an der Person selbst.

1.6.3 Interaktionismus

Der Interaktionismus bietet eine Art Mittelweg zwischen Prädispositionismus und Situationismus. Im Interaktionismus werden Unterschiede im menschlichen Verhalten einerseits durch die **individuellen Eigenschaften der Person**, andererseits durch die **jeweilige Situation** und durch das Zusammenwirken der beiden Faktoren erklärt. Eine Person verhält sich schüchtern, weil sie einerseits ein schüchterner Mensch ist und andererseits die Situation besonders einschüchternd wirkt.

1.6.4 Psychoanalytische Persönlichkeitstheorie

Die von **Sigmund Freud** begründete Psychoanalyse hat eine eigene Auffassung, wie die menschliche Persönlichkeit funktioniert und welche Kräfte daran beteiligt sind. Zudem hat Freud eine Theorie zur Entwicklung verschiedener Persönlichkeitstypen aufgestellt, in der er begründet, wie aufgrund bestimmter Konflikte auf verschiedenen Entwicklungsstufen sich bestimmte Charaktere ausformen. Nach Freud setzt sich die Persönlichkeit eines Menschen aus drei Instanzen (= ES, ICH, ÜBER-ICH) zusammen, die sich in einem dynamischen Gleichgewicht befinden.

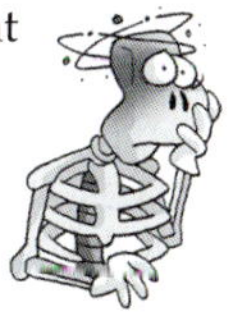

Strukturmodell der Persönlichkeit

Die Persönlichkeit setzt sich nach Freud aus den drei Instanzen

- ES,
- ICH und
- ÜBER-ICH

zusammen.

ES: Nach Freud ist der Mensch ein triebgesteuertes Wesen (Sexualtrieb, Todestrieb), wobei alles Verhalten durch diese Triebe energetisiert wird. Die gesamte Triebenergie kommt aus dem Es. Das Es ist auf **sofortige Bedürfnisbefriedigung** ausgerichtet und funktioniert nach dem **Lustprinzip** (es ist also „egoistisch", ohne die Anforderungen Anderer oder der Situation zu berücksichtigen). Es ist ab Geburt vorhanden. Seine Funktionsweise wird auch als **primärprozesshaft** (= kein Realitätsbezug, unlogisch, reines Lustprinzip, wie im Traum) beschrieben.

MERKE:
Die Inhalte des ES sind unbewusst.

Was das ES will, weiß man also selbst nicht, sondern diese Wünsche können nur indirekt über eine Interpretation des Verhaltens, der Träume oder freie Assoziation aufgedeckt werden.

ÜBER-ICH: Das Über-Ich ist der Sitz der **Normen und Werte**. Hier befinden sich die internalisierten **Moralvorstellungen** der Eltern und Gesellschaft (z.B. Man soll immer hilfsbereit sein.). Das Über-Ich entwickelt sich in der frühen Kindheit, ca. ab dem 2. Lebensjahr. Da die Inhalte nur vorbewusst oder unbewusst sind, kann das Über-Ich zur **Quelle unbewusster Selbstbestrafungstendenzen** werden, wenn man gegen die dort repräsentierten Regeln verstößt.

Beispiel:
Das Es fordert ein egoistisches Verhalten, das das Über-Ich als Regelverstoß ansieht.

ICH: Das Ich hat die Aufgabe zwischen den Wünschen des Es, den Regeln des Über-Ichs und den Anforderungen der Realität zu vermitteln. Es funktioniert **sekundärprozesshaft** (= mit Realitätsbezug, logisch), das heißt, es hat als einziger Teil der Persönlichkeit eine Verbindung zur äußeren Realität. Eine Tatsache, die als **Realitätsprinzip** bezeichnet wird. Um die Konflikte zwischen Es und Ich zu lösen, kann es Abwehrmechanismen „als Werkzeuge" einsetzen.

MERKE:
Durch unterschiedliche Wünsche und Ausrichtungen der Instanzen entstehen Konflikte, die das ICH zu lösen versucht.

Beispiel:
Das ES hat plötzlich Hunger. Das ÜBER-ICH widerspricht, da zwischen den Mahlzeiten nichts gegessen werden soll. Das ICH betrachtet die äußeren Umstände (= Realität), in der man sich gerade mitten in der Vorlesung befindet und das einzig Essbare weit und breit der Schokoriegel auf dem Tisch des Nachbarn wäre. Um sich keinen Ärger mit dessen Reaktion einzuhandeln, verdrängt es den ES-Impuls schnell ins Unbewusste.

Topographisches Modell

Das topographische Modell beschreibt den Ort (topos griech. = Ort) der psychischen Vorgänge als bewusst, vorbewusst und unbewusst.

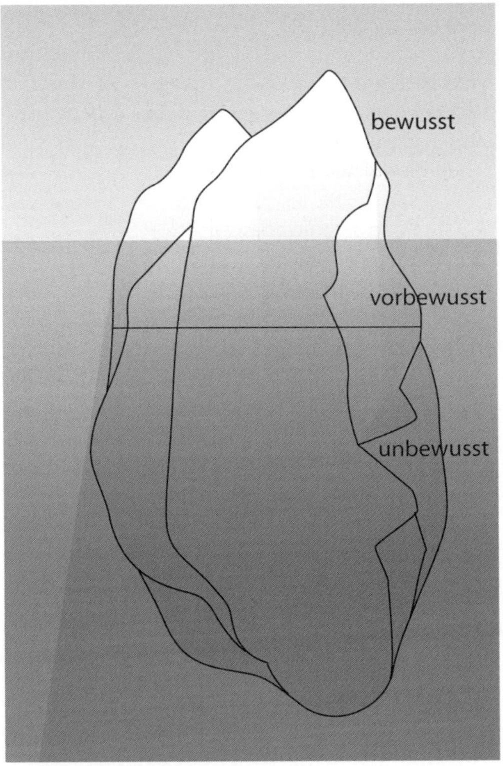

Abb. 9: Topographisches Modell

- **Bewusst** = Alles, was gerade präsent ist (= im Bewusstsein).
- **Vorbewusst** = Alles, was bei Bedarf erinnert werden kann (= im Gedächtnis).
- **Unbewusst** = Bedürfnisse, Ängste, Wünsche etc, die nicht zugänglich sind; Zugang zu diesen Inhalten wird durch Techniken der Psychoanalyse jedoch möglich (z.B. Traumdeutung, freie Assoziation, Hypnose).

Freuds Stadien der psychosexuellen Entwicklung (= Typologie)

Freud hat ein Entwicklungsmodell konzipiert, das erklären soll, wie es zur Bildung unterschiedlicher Persönlichkeitstypen kommt. Hier gelten folgende Grundannahmen:

- Kinder durchlaufen verschiedene Entwicklungsphasen, in denen jeweils ein anderes Libidoobjekt (= Ort des Lustgewinns) dominant ist.
- Jede Phase birgt einen **typischen Konflikt**. Wird dieser nicht gelöst, besteht das Risiko der **Fixierung**. Das bedeutet, die Persönlichkeit bleibt zu Teilen in der problematischen Phase „hängen" und übernimmt somit einen phasentypischen Charakterzug und/oder fällt in Krisensituationen darauf zurück, was man als **Regression** bezeichnet.
- Die Typenbildung erfolgt über die Benennung nach den jeweils konflikthaften Phasen (= orale, anale, phallische Haltung etc.).

MERKE:
Die genitale Persönlichkeit gilt als reife Persönlichkeit.

1.6.5 Faktorenanalytische/statistische Persönlichkeitsmodelle

Faktorenanalytische oder statistische Persönlichkeitsmodelle haben diesen Namen, da bei ihrer Entwicklung keine theoretische Vorstellung von Persönlichkeit, sondern die statistische Methode der Faktorenanalyse im Vordergrund steht. Persönlichkeit wird verstanden als ein **Set empirisch gewonnener Beschreibungsdimensionen** (z.B. bei Eysenck Extraversion-Introversion und emotionale Stabilität-Labilität). Jedes Individuum kann durch seine relative Position auf den Dimensionen beschrieben werden (= man kann sich nahe am Extraversionspol, irgendwo zwischen Extra- und Introversion oder näher am Introversionspol befinden). Die Verhaltensdispositionen gelten als **relativ stabil** und meistens wird

Phase Alter	Kennzeichen	Haltung/Charakter durch Fixierung
orale Phase 0 - 2 Jahre	• Libidoobjekt: Mund • Kind will „gefüttert werden"	• **oraler/depressiver Charakter**: fordernd, unreif, will alles bekommen, Raucher • **schizoider Charakter**: ambivalentes Verhältnis zu Mitmenschen (Kontaktsuche versus Angst)
anale Phase 2 - 4 Jahre	• Libidoobjekt: Anus • Kind kann Kot zurückhalten, Erwerb der Schließmuskelkontrolle (übertragene Bedeutung: Nein-Sagen) • Erfahrung von **Kontrolle** und **Verweigerung** • Erlernen von **Autonomie** und **Selbstsicherheit**	**zwanghafter/analer Charakter**: Geiz, Pedanterie, Pünktlichkeit, Korrektheit, Kontrolle, ambivalentes Verhältnis zu Autoritäten (= Dominanz versus Unterwerfung)
phallische Phase (= ödipale Phase) 4 - 6 Jahre	• Libidoobjekt: Geschlechtsteile • Erkennen der anatomischen Geschlechtsunterschiede (führt bei Jungen zu Kastrationsangst, bei Mädchen zu Penisneid) • Kind liebt gegengeschlechtliches Elternteil, konkurriert mit gleichgeschlechtlichem Elternteil. Bei Jungen: **Ödipuskomplex**, bei Mädchen: **Elektrakomplex**. • Lösung des Konflikts durch **Identifikation** mit gleichgeschlechtlichem Elternteil (führt zu Übernahme der Geschlechtsrolle)	**phallischer/hysterischer Charakter**: innerer Zwang zum Konkurrieren und Leistungsstreben
Latenzphase 6 - 12	Triebenergie wird auf kulturelle Inhalte gelenkt (= Lesen, Schreiben etc.)	Fixierung nicht thematisiert
genitale Phase ab 12 Jahren	• Entdeckung der reifen Sexualität, • Partnersuche außerhalb der Familie	

Tabelle 1: Phasen der psychosexuellen Entwicklung nach Freud

eine **genetische Basis** der Eigenschaften angenommen. Es gibt eine ganze Reihe statistischer Persönlichkeitsmodelle. Hier werden allerdings nur die zwei für die Fragen wichtigen vorgestellt.

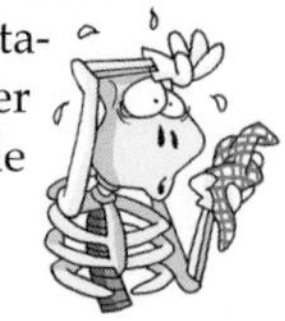

Eysencks Persönlichkeitsmodell

Eysenck postuliert, dass es zwei voneinander unabhängige Dimensionen der Persönlichkeit gibt:

- **Extraversion – Introversion**: Partytyp (= offen, gesellig) versus Bücherwurm (= zurückhaltend, ruhig).
- **Emotionale Stabilität - Emotionale Labilität (= Neurotizismus)**: Ausgeglichen versus ängstlich, häufige Stimmungsschwankungen, empfindlich und irritierbar.

MERKE:
Eysencks Persönlichkeitsfaktoren (= Dimensionen) Extraverion-Introversion und Neurotizismus sind statistisch unabhängig (= Nullkorrelation).

Das bedeutet, dass beide Dimensionen nicht systematisch zusammenhängen: Menschen mit hohen Neurotizismuswerten können mit gleicher Wahrscheinlichkeit sehr introvertiert als auch sehr extravertiert sein. Vom Wissen über die Ausprägung eines Merkmals kann man also nicht auf die Ausprägung des anderen schließen.

Big Five (Halverson/Costa & McCrae)

Die "Big Five" sind ein weiteres statistisches Persönlichkeitsmodell, wobei bei seiner Entwicklung versucht wurde, Faktoren zu finden, die in allen Modellen der Persönlichkeit immer wieder auftauchen. Das Resultat sind diese fünf Dimensionen:

1. Verträglichkeit,
2. Offenheit für Erfahrungen,
3. Gewissenhaftigkeit,
4. Extra- versus Introversion und
5. Labilität versus Stabilität (= Neurotizismus).

MERKE:
Als kleine Merkhilfe gibt es den VOGEL:
V(erträglichkeit), O(ffenheit für Erfahrungen), G(ewissenhaftigkeit), E(xtraverion) und L(abilität).

1.6.6 Persönlichkeitsstörungen

In letzter Zeit tauchten häufiger Fragen zu Persönlichkeitsstörungen im Physikum auf. Hier die „kleine Psychopathologie" fürs Examen:

Persönlichkeit	Kennzeichen
paranoid	misstrauisch, streitsüchtig, beharrend auf eigenen Rechten
schizoid	Gleichgültigkeit gegenüber sozialen Beziehungen, eingeschränkte emotionale Erlebnisweise
dissozial oder antisozial	Mangel an Empathie und Schuldbewusstsein, geringe Frustrationstoleranz
Borderline	extreme Stimmungsschwankungen, instabile aber intensive Beziehungen, geringe Impulskontrolle mit potentiell selbst schädigendem Verhalten
narzisstisch	Großartigkeit und übertriebenes Selbstgefühl, Überempfindlichkeit auf Kritik, Selbstüberschätzung
histrionisch	Dramatisierung, Theatralik und übertriebener Emotionsausdruck, auffällige Egozentrik
zwanghaft	Perfektionismus, übertriebene Gewissenhaftigkeit, Halsstarrigkeit
selbst-unsicher-vermeidend	angstbetonter, eingeschränkter Lebensstil, chronische Vermeidung von bedrohlich eingeschätzten Aktivitäten
abhängig= dependent	abhängiges und unterwürfiges Verhalten, Verantwortung wird an andere abgegeben

Tabelle 2: Persönlichkeitsstörungen

Rigidität

Verhalten wird als rigide (= starr) bezeichnet, wenn jemand dazu neigt, bei Problemen immer auf dieselben alten Strategien zurückzugreifen, obwohl sie für die Lösung der aktuellen Probleme ungeeignet sind.

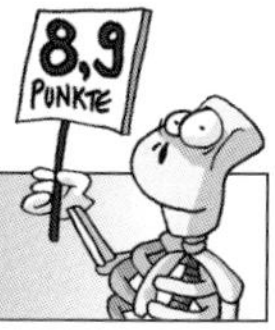

DAS BRINGT PUNKTE

Die modernen statistischen Persönlichkeitsmodelle (Eysenck und „Big Five") wurden bislang besonders gerne im Schriftlichen gefragt. Deren Faktoren sollte man daher auf jeden Fall kennen.

- Bei Eysenck sind das „Extraversion/Introversion" und „Neurotizismus".
- Die „Big Five" bestehen aus Verträglichkeit, Offenheit für Erfahrungen, Gewissenhaftigkeit, Extraversion/Introversion und Neurotizismus (oder Labilität).

Und auch wenn Freuds psychoanalytisches Persönlichkeitsmodell eher zum alten Eisen zählt, sind sowohl die Charakteristika seiner drei Instanzen (= Es, Ich, Über-Ich) als auch die Entwicklungsstufen immer noch häufige Frageninhalte.

1.7 Entwicklung und primäre Sozialisation (= Kindheit)

Im folgenden Kapitel geht es um die frühkindliche und kindliche Entwicklung. Der Schwerpunkt liegt dabei auf der Entwicklung des Denkens (= kognitive Entwicklung nach Jean Piaget).

1.7.1 Kognitive Entwicklung nach Jean Piaget

Jean Piget – ein Schweizer Entwicklungspsychologe – hat versucht, die Entwicklung des Denkens regelhaft zu beschreiben. Sein Stufenmodell leitet sich zum großen Teil aus Beobachtungen seiner eigenen Kinder ab.

Er geht davon aus, dass es eine feste Abfolge von Entwicklungsphasen gibt, die alle Kinder (unterschiedlich schnell) durchlaufen. Das nächste Entwicklungsstadium wird erst erreicht, wenn die vorausgehende Phase bewältigt ist. Die Phasenabfolge läuft nach dem **Äquilibrationsprinzip** (= Gleichgewichtsprinzip) ab. Das bedeutet, dass das Kind durch einen Entwicklungsschritt einen Zustand des Gleichgewichts erreicht. Der wird zunächst stabilisiert – **Assimilation** –, um dann durch eine neue Umwelterfahrung ins Ungleichgewicht gebracht zu werden. Durch eine Anpassung an die neuen Verhältnisse – **Akkomodation** – erlangt das Kind erneut einen Gleichgewichtszustand, jedoch auf höherem Niveau.

MERKE:
Das Prinzip der Assimilation bedeutet: Kinder gliedern neue Erfahrungen/Umweltobjekte in bereits bestehende kognitve Schemata ein, ohne diese zu ändern.

Beispiel:
Ein Kind kann nach runden Gegenständen greifen und weitet das Greifschema auf eckige Gegenstände aus.

MERKE:
Das Prinzip der Akkomodation bedeutet: Kinder ändern bestehende kognitive Schemata, um neue Erfahrungen einpassen zu können

Beispiel:
Ein Kind verfügt über ein Greifschema und versucht nach Wasser zu greifen. Das klappt mit seinem bisherigen Schema nicht. Also probiert es herum und lernt schließlich zu schöpfen.

In Tabelle 3, S. 24 ist das Modell der kognitiven Entwicklung zusammengefasst. Die Stichworte in Spalte zwei und das in Spalte drei aufgeführte Krankheitsverständnis des Kindes in den verschiedenen Stadien werden nach der Tabelle erläutert.

	Phase/Alter	Stichworte zur Entwicklung	Krankheitsverständnis
	sensomotorische Intelligenz 0 - 2 Jahre	• Kind „begreift" seine Umwelt mit Mund und Hand • Entwicklung der **Objektpermanenz**	
	vorbegriffliches Denken 2 - 4 Jahre	**egozentrisches Denken**	entsteht durch Ansteckung (Menschen oder Dinge); Krankheit als Strafe
präoperationales Denken	**anschauliches Denken** 4 - 7 Jahre	Kind glaubt, was es sieht	
	konkret-operationales Denken 7 - 11 Jahre	• Verständnis für **Mengeninvarianz** • **Reversibilität** von Denkoperationen	
	formal-operationales Denken ab 12 Jahre	• **hypothetisch-deduktives Denken** • **abstraktes Denken und** • **Hypothesenbildung**	Erklärung durch physiologische und psychosomatische Faktoren

Tabelle 3: Übersicht zu Piagets Phasen der kognitiven Entwicklung

Stichworte zur Entwicklung bei Piaget (= Spalte 2)

Die in der zweiten Spalte aufgeführten Stichworte zur Entwicklung werden jetzt am Beispiel erklärt.

Objektpermanenz: Das Kind begreift, dass Objekte auch dann existieren, wenn es sie nicht unmittelbar sehen kann. Beispiel: Es beginnt nach einem versteckten Kuscheltier zu suchen, weil es weiß, dass dieses Tier auch weiterhin existiert, obwohl es gerade nicht sichtbar ist.

Egozentrisches Denken: Das Kind ist noch nicht in der Lage, die Perspektive eines anderen zu übernehmen, sondern sieht alles nur aus der eigenen. Egozentrisches Denken wird mit der „Drei-Berge-Aufgabe" getestet, bei der das Kind die Landschaft aus der Perspektive des Clowns schildern soll (s. Abb. 10).

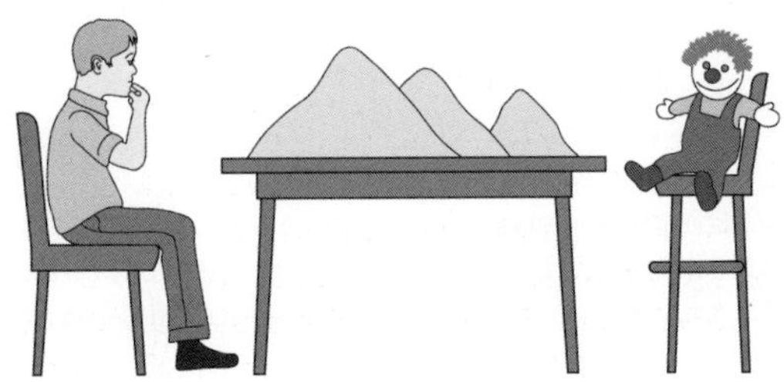

Abb. 10: Drei-Berge-Aufgabe

Kind glaubt, was es sieht (= anschauliches Denken): Kinder im anschaulichen Denkstadium beurteilen Mengen nur nach der offensichtlichsten Dimension. Das anschauliche Denken wird durch die „Münzaufgabe" (s. Abb. 11, S. 25) überprüft, bei der dem Kind zwei Reihen von runden und eckigen Münzen in gleicher Anzahl vorgelegt werden. Das Kind soll sagen, von welcher Sorte mehr da sind. Wenn sie genau übereinander liegen, sagt es „gleich viele", wenn jedoch eine Sorte eine längere Reihe bildet (wegen größeren Abständen), antwortet ein Kind im Stadium des anschaulichen Denkens, dass die „längere" Münzreihe auch „mehr" sein müsste.

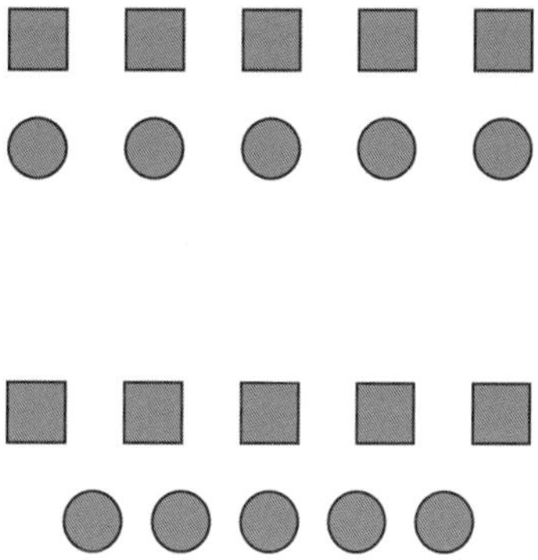

Abb. 11: Münzaufgabe

Mengeninvarianz: Das Kind begreift, dass Mengen sich nicht verändern, wenn man nur ihre äußere Form ändert, sonst aber nichts hinzu tut oder wegnimmt. Mengeninvarianz wird mit der „**Umschüttaufgabe**" überprüft, bei der den Kindern zwei gleich geformte Gefäße mit derselben Menge Flüssigkeit gezeigt werden (s. Abb. 12). Dann wird vor den Augen des Kindes aus dem einen Gefäß die Flüssigkeit in ein höheres, schmales Gefäß umgeschüttet und die Kinder sollen sagen, in welchem Gefäß jetzt mehr Flüssigkeit enthalten ist. Aufgrund des Verständnisses der Mengeninvarianz wissen sie, dass trotz veränderter äußerer Form die Menge im neuen Gefäß genauso viel ist wie im anders geformten.

Reversibilität: Kinder können im konkret-operationalen Stadium Vorgänge in der Vorstellung wieder rückgängig machen. Zum Beispiel können sie sich bei der Umschüttaufgabe vorstellen, dass man die Flüssigkeit im hohen Gefäß wieder in das kleinere, breite zurück gießen könnte.

Krankheitsverständnis in der kognitiven Entwicklung (= Spalte 3)

Piaget beschreibt das Krankheitsverständnis von Kindern im präoperationalen Stadium (umfasst vorbegriffliches und anschauliches Denken) und von Kindern im formal-operationalen Stadium:

- **präoperationales Krankheitsverständnis**: Kinder denken, dass Krankheiten über Ansteckung an auffälligen Objekten oder Menschen entstehen (z.B. „Der Schnee macht Fieber."). Zudem verstehen sie Krankheit häufig als Strafe für eigenes Fehlverhalten. Beispiel: „Weil ich meine Mutter angelogen habe, bin ich jetzt krank."
- **formal-operationales Krankheitsverständnis**: Ab ca. 12 Jahren können Kinder verstehen, dass sowohl physische als auch psychische Faktoren Krankheiten verursachen können. Beispiel: „Ich habe Kopfschmerzen, weil ich mich so über meinen Bruder geärgert habe."

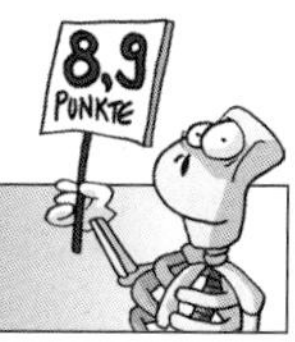

DAS BRINGT PUNKTE

Piagets Modell der kognitiven Entwicklung solltet ihr euch gut anschauen und euch dabei einprägen, welche Entwicklungsbegriffe (= Spalte 2) zu welcher Phase (= Spalte 1) gehören. Die Begriffe werden verständlicher, wenn man sich die Aufgaben, die zum Test der jeweiligen Fähigkeiten verwendet werden, noch mal anschaut.

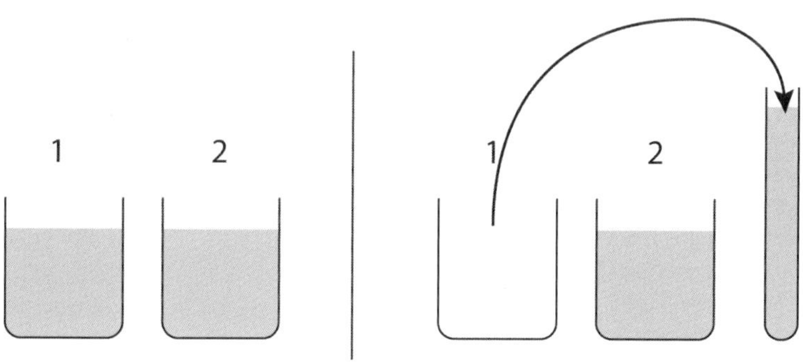

Abb. 12: Umschüttaufgabe

1.8 Entwicklung über die weitere Lebensspanne

In diesem Kapitel werden Ausschnitte der weiteren Entwicklung im Laufe des Jugend- und Erwachsenenalters vorgestellt. Am Ende steht noch das stufenförmiges Entwicklungsmodell von Erikson, das die relevanten Entwicklungsphasen über die gesamte Lebenspanne abdeckt.

1.8.1 Merkmale des Jugendalters

Für das Jugendalter sind folgende Entwicklungsphänomene charakteristisch: Die Bedeutung der Kernfamilie sinkt, während gleichzeitig die Bedeutung der Peergroup (= Gruppe Gleichaltriger) steigt. Probleme werden eher Gleichaltrigen als den Eltern anvertraut, wobei die **Eltern** trotzdem **weiterhin wichtig** bleiben (z.B. sind sie bei Themen der Berufswahl und Zukunftsplanung die Hauptansprechpartner).

1.8.2 Besondere Problembereiche im Jugendalter

Die Jugend ist gekennzeichnet durch körperliche und soziale Veränderungen, beispielsweise

- körperlich: Ausbildung der sekundären Geschlechtsmerkmale, Geschlechtsreife,
- sozial: Auseinandersetzung mit und Übernahme von Geschlechtsrollen.

Diese Entwicklungsaufgaben können bei Jugendlichen zu **Selbstwertproblemen** führen (z.B. negative Selbsteinschätzung). Ein weiterer Problembereich betrifft **gesundheitsschädigendes Verhalten** (z.B. Drogenkonsum, ungesundes Ernährungsverhalten, riskantes Sexualverhalten im Jugendalter).

MERKE:
Bei Jungen ist gesundheitsschädigendes Verhalten in der Adoleszenz stärker ausgeprägt als bei Mädchen.

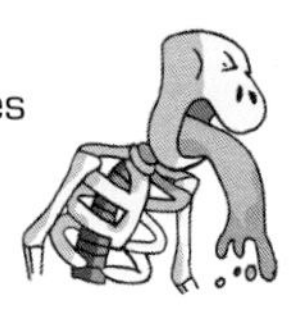

1.8.3 Erziehungsstile

Diana Baumrind (1971) hat den autoritativen Erziehungsstil als eine besonders günstige Umgangsweise mit dem Kind beschrieben. **Autoritatives Verhalten** der Eltern umfasst eine Kombination aus hoher Kontrolle auf der einen und offener Kommunikation und Wärme (= Unterstützung) auf der anderen Seite.

Zwei Dimensionen werden zur Beschreibung des Erziehungsstils verwendet:

- elterliche Kontrolle und
- elterliche Unterstützung.

Aus einer systematischen Kombination der beiden Dimensionen ergeben sich vier Erziehungsstile (s. Tabelle 4).

	elterliche Kontrolle	
elterliche Unterstützung	**hoch**	**niedrig**
hoch	autoritatives Verhalten	permissives Verhalten
niedrig	autoritäres Verhalten	vernachlässigendes Verhalten [= Laissez-faire]

Tabelle 4: Schema der Erziehungsstile

1.8.4 Eriksons Stufenmodell der psychosozialen (= psychosexuellen) Entwicklung

Angelehnt an Freuds Stufenmodell der psychosexuellen Entwicklung hat Erikson ein Entwicklungsmodell aufgestellt, in dem er ebenfalls davon ausgeht, dass Menschen auf jeder Entwicklungsstufe einen **phasentypischen Konflikt** lösen müssen. Diese Aufgabe kann mehr (= angemessene Lösung) oder weniger (= unangemessene Lösung) gut gelingen.

Im Gegensatz zu Freud hat Erikson jedoch zwei Erweiterungen eingeführt:

- Erweiterung von Freuds Modell der psychosexuellen Entwicklung durch eine soziale Komponente (d.h. die phasentypischen Konflikte ergeben sich aus der sozialen Interaktion des Individuums mit relevanten Bezugspersonen).
- Ausweitung der Entwicklung auf das ganze Leben (s. Tabelle 5, S. 27).

Phase	Konflikt	Konflikterläuterung	Konsequenz je nach gelungener versus nicht gelungener Bewältigung
oral 0-1½	Urvertrauen versus Urmisstrauen	Schafft es das Kind (im Umgang mit seinen primären Bezugspersonen) ein allgemeines Vertrauen in andere Menschen aufzubauen?	Stabiles Sicherheitsbewusstsein versus Unsicherheit und Angst
anal 1½-3	Autonomie versus Scham und Zweifel	Erkennt das Kind, dass es selber Ereignisse kontrollieren kann?	Selbstwahrnehmung als Handelnder versus Zweifel an eigener Kontrolle der Ereignisse
phallisch 3-6	Initiative versus Schuld-gefühl	Lernt das Kind auf die eigenen Ideen zu vertrauen?	Vertrauen auf eigene Initiative, Kreativität versus mangelndes Selbst-vertrauen
Latenz 6-10	Leistung versus Minder-wertigkeitsgefühl	Baut das Kind (z.B. durch Erfahrungen in der Schule) ein Selbstbewusstsein bezüglich seiner Leistungsfähigkeit auf?	Großes versus geringes Vertrauen in eigene Leistung
Jugend/Ado-leszenz	Identität versus Rollen-diffusion	Schafft es der Jugendliche, die Frage nach der eigenen Identität (Wer bin ich oder Wer möchte ich sein?) für sich zu lösen?	Vertrauen in eigene Person versus geringes Selbstbewusstsein
junges Erwachsenen-alter	Intimität versus Isolierung	Kann der junge Erwachsene in einer engen Beziehung Intimität aufbauen?	Fähigkeit zur Nähe und Bindung an Anderen versus Einsamkeit und Leug-nung des Nähebedürfnisses
mittleres Erwachsenen-alter	Generativität versus Stagnation	Gibt der Erwachsene (z.B. über die Erziehung der eigenen Kinder) seine Ideen weiter?	Großes versus kein Interesse an Fami-lie, Gesellschaft, künftiger Generation
höheres Erwachsenen-alter	Ich-Integrität versus Verzweiflung	Blickt der alte Mensch zufrieden auf sein Leben zurück?	Gefühl der Ganzheit, Zufriedenheit mit dem Leben versus Enttäuschung

Tabelle 5: Eriksons Modell der psychosozialen Entwicklung

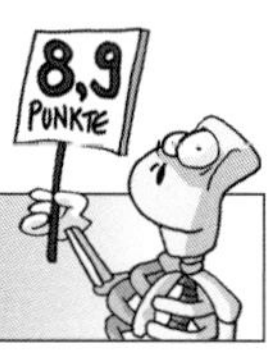

DAS BRINGT PUNKTE

Bei Eriksons Stufenmodell solltet ihr euch besonders die Namen der Entwicklungsphasen mit Altersangabe und den dazugehörigen Konflikten einprägen. Die weiteren Spalten dienen nur dem besseren Verständnis, sind aber zur Beantwortung der Fragen nicht notwendig.

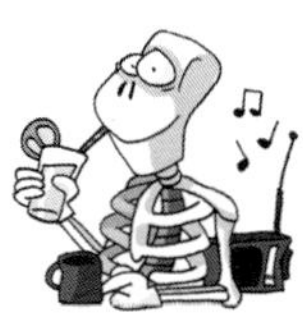

1.9 Bindungsverhalten von Kindern

Zur Beantwortung der Frage, ob das Mutter-Kind-Verhältnis einen Einfluss auf die Gesundheit hat, muss man zunächst wissen, wie sich die Bindungsqualität messen lässt:
Die Bindungsqualität zwischen Mutter und Kind wird mit dem „Fremde-Situations-Test" operationalisiert. Dieser Test besteht aus insgesamt 8 dreiminütigen Episoden, in denen das Verhalten der Kinder durch eine Einwegscheibe beobachtet wird. In diesen Episoden wechselt die Anwesenheit der Mutter und einer fremden Person in verschiedenen Kombinationen. Die Episoden, in denen die Mutter jeweils zurückkehrt, kennzeichnen das Bindungsverhalten. Hierbei werden auf einer siebenstufigen Skala die folgenden vier Strategien der Nähe-Distanz-Regulation bewertet:

- Nähe suchen,
- Kontakt halten,
- Widerstand gegen Körperkontakt und
- Vermeidungsverhalten.

Aus der Häufigkeit, mit der die einzelnen Strategien gezeigt werden, lassen sich folgende Bindungsstile ermitteln:

Unsicher-vermeidend gebundene Kinder vermeiden bei Rückkehr der Mutter Nähe und körperlichen Kontakt. Sie zeigen keine Emotionen, sondern beschäftigen sich stattdessen weiter mit ihrem Spielzeug.

Sicher, balanciert gebundene Kinder zeigen ziemlich intensiv ihren Kummer, wenn sie allein gelassen werden. Sobald die Mutter zurückkehrt, sind sie wie erlöst, suchen Kontakt zu ihr und spielen anschließend fröhlich weiter.

Ambivalent-unsicher gebundene Kinder suchen einerseits die Nähe der Mutter, andererseits lehnen sie die Kontaktversuche der Mutter ab.

Desorganisierte, desorientierte Kinder schwanken zwischen mehreren Reaktionsstilen und lassen sich in bisher genannten Kategorien schlecht einordnen. Ihnen fehlen entsprechende Strategien, auf die wechselnde Ab- und Anwesenheit der Mutter oder Fremder zu reagieren.

1.10 Erziehungsstile

Im Physikum wurden auch gelegentlich die verschiedenen Erziehungsstile geprüft. Diese Stile können nach dem Maß an Lenkung und Wärme wie folgt eingeteilt werden:

	wenig Wärme / Zuneigung	viel Wärme/ Zuneigung
viel Lenkung	autoritär	autoritativ
wenig Lenkung	vernachlässigend	permissiv

Tabelle 6: Erziehungsstile

Übrigens...

Einen überfürsorglichen Kommunikationsstil in Familien bezeichnet man als **„high expressed emotion"**.

VIP-Faxantwort

Fax-Hotline: 02 21/1 48-2 14 42

Sie können uns Ihre Antwort auch gerne per E-Mail zusenden: service@aerzte-finanz.de.
Unser aktuelles Seminarangebot finden Sie auch im Internet unter www.aerzte-finanz.de.
Gleich reinschauen und anmelden.

Informieren Sie mich bitte zu folgenden Themen:
Bitte kreuzen Sie an!

☐ **PJ-Info-Treff –** Laden Sie mich zu Ihrem nächsten Info-Treff „rund um das Praktische Jahr" ein.

☐ **Bewerber-Workshop –** Sichern Sie sich den Vorsprung gegenüber Ihren Mitbewerbern. Mit aktueller Chefarztbefragung.

☐ **Famulatur/PJ im Ausland –** Informationen zum Land ______________________

☐ **Berufs- und Privathaftpflicht –** Empfohlene Konzepte Ihrer Berufsverbände

☐ **Berufsunfähigkeits-Absicherung –** Empfohlene Konzepte Ihrer Berufsverbände mit Preis- und Leistungsvorteilen

☐ **Services rund um das Thema Bank –** Sichern Sie sich besondere Leistungen wie eine attraktive Studienfinanzierung, eine kostenfreie goldene VISA- und Mastercard oder ein spesenfreies Girokonto.

☐ **MEDI-LEARN Club –** die kostenfreie Unterstützung für Ihr Medizinstudium. Jetzt Mitglied werden und Vorteile sichern. Mehr unter www.medi-learn.de/club

Name/Vorname	Straße/Haus-Nr.
PLZ/Ort	Festnetz-Telefon
Mobil-Telefon	E-Mail
Geburtsdatum	Universität/Fachsemester

Einwilligung (bitte ankreuzen)

☐ Ich möchte auch weiterhin für Heilberufe interessante Angebote schriftlich oder per Telefon/E-Mail von der Deutschen Ärzte Finanz erhalten. Diese Einwilligung kann ich jederzeit widerrufen.

☐ Ich bin damit einverstanden, dass die von mir angegebenen Daten für Werbung sowie Zwecke der Kundenzufriedenheit bei der Deutschen Ärzte Finanz gespeichert und genutzt werden. Die Daten werden nicht an Dritte weitergegeben. Diese Einwilligung kann ich jederzeit widerrufen.

____
Datum/Unterschrift

DEUTSCHE ÄRZTE FINANZ

Deutsche Ärzte Finanz Beratungs- und Vermittlungs-AG
51171 Köln · Telefon: 0221/148-3 23 23 · Fax: 0221/148-2 14 42
E-Mail: service@aerzte-finanz.de · www.aerzte-finanz.de

2 Gesundheits- und Krankheitsmodelle/Psychotherapie

In diesem Skriptabschnitt werden zwei Gesundheits- und Krankheitsmodelle vorgestellt, d.h. zwei verschiedene Auffassungen, was unter (psychischer) Gesundheit und Krankheit zu verstehen ist, wie es zu psychischer Krankheit kommt und welche Maßnahmen zur Therapie eingesetzt werden sollen.
Die beiden hier präsentierten Auffassungen sind sehr verschieden, genau wie die aus ihnen resultierenden Therapiemethoden.

Übrigens...
Beide therapeutischen Verfahren werden aktuell in Deutschland von den Krankenkassen anerkannt und finanziert.

2.1 Verhaltensmodelle (= lerntheoretische Modelle) und Verhaltenstherapie

Verhaltensmodelle basieren auf den theoretischen Grundlagen der **Lerntheorie** (s. Kap. 1.2, ab S. 1). Sie gehen von folgenden Grundannahmen aus:

- Psychische Störungen sind **erlernte Verhaltens- und Erlebnisweisen**. D.h. psychische Störungen sind - wie alle anderen Verhaltensweisen - über Mechanismen des klassischen und operanten Konditionierens oder über Modelllernen gelernt worden (und nicht angeboren o.ä.).
- Dysfunktionales Verhalten kann dementsprechend auch wieder verlernt, funktionales bzw. erwünschtes Verhalten neu gelernt werden und zwar mittels verhaltenstherapeutischer Methoden.
- Verhaltenstherapie (= VT) ist **symptomorientiert**, d.h. sie konzentriert sich auf die Veränderung der problematischen Verhaltensweise (z. B. Reduzierung von unangemessener Angst bei Phobikern) und forscht **NICHT** nach den Ursachen (= keine Aufarbeitung frühkindlicher Entwicklung).

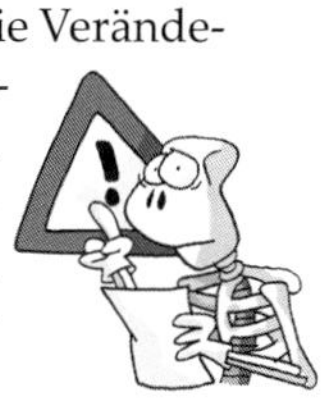

- Verhaltenstherapie beansprucht für sich **empirische Überprüfbarkeit**, die über kontrollierte Therapiestudien gezeigt werden kann (z.B. bei Angststörungen hat sich VT in vergleichenden Therapiestudien als die wirksamste Methode gezeigt).

2.1.1 SORKC-Modell: Die Verhaltensanalyse

In Verhaltensmodellen wird davon ausgegangen, dass man ein Problemverhalten nicht isoliert betrachten kann, sondern dass jedes Verhalten bezüglich der **vorausgehenden Situation** und der **folgenden Konsequenzen** analysiert werden muss. Erst die Einbettung des Problemverhaltens gibt Aufschluss über dessen Funktion und die aufrecht haltenden Faktoren (denn Verhaltenstherapeuten gehen davon aus, dass jedes noch so störende Verhalten zunächst eine günstige Funktion gehabt haben muss, denn sonst wäre es nie gelernt worden). Das SORKC-Modell ist von **Kanfer** entwickelt worden.
Mit Hilfe eines Beispiels wird die Verhaltensanalyse (= der Einstieg in den therapeutischen Prozess) sicherlich verständlicher.

Beispiel:
In unserem Fall haben wir einen Studenten, der starke Prüfungsangst hat und etwas dagegen unternehmen möchte. Der Verhaltenstherapeut stellt nun Fragen, um ein vollständiges SORKC-Modell des Problemverhaltens (= Angst in Prüfungssituationen) zu erhalten.

Fragen zu den SORKC-Elementen

- **S (= Stimulus)**: Wann, unter welchen Umständen tritt das Verhalten auf? = Frage nach äußerer und innerer Reizsituation. Hier: Vor wichtigen Prüfungssituationen, wenn es um die Bewertung der fachlichen Kompetenz geht.
- **O (= Organismus)**: Was erlebt das Individuum? = Frage nach individuellen biologischen und lerngeschichtlichen Ausgangsbedingungen. Hier: Individuum neigt allgemein zu starken Angstreaktionen, erlebt Gefühl von Bedrohtsein, Verlust der Kontrolle über die Situation, physiologische Erregung wie Schwitzen, Herzklopfen etc.
- **R (= Reaktion)**: Wie verhält sich das Individuum daraufhin? = Frage nach dem beobachtbaren Verhalten. Hier: Prüfling sagt den Prüfungstermin ab oder verschiebt ihn.

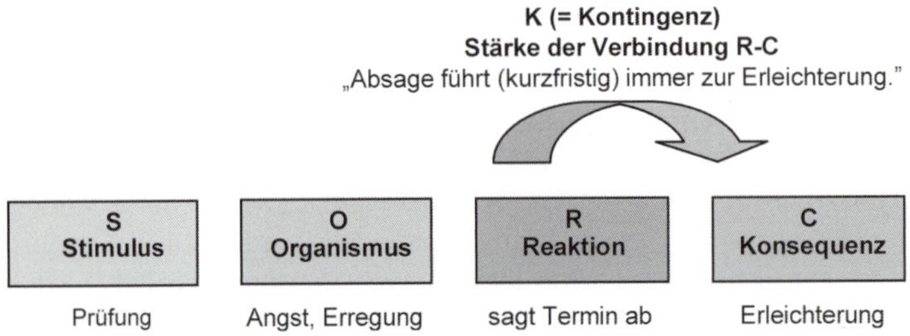

Abb. 13: SORKC-Modell

- **K (= Kontingenz)**: Wie eng ist die Kontingenz (= Verbindung) des Verhaltens mit den Konsequenzen? Treten sie immer (= kontinuierlich), manchmal (= intermittierend) oder nie ein, wenn vorher die Reaktion gezeigt wurde? = Frage nach dem Zusammenhang zwischen Verhalten und Folgen. Hier: Erleichterung tritt jedes Mal kurzfristig ein, Gefühl verfliegt aber immer schneller.
- **C (= Konsequenzen)**: Welche positiven und negativen Konsequenzen hat dieses Verhalten? = Frage nach den Folgen/Konsequenzen für das Individuum. Hier: Prüfling fühlt sich zunächst erleichtert, danach ärgert er sich über sein Verhalten.

2.1.2 Verhaltenstherapeutische Techniken

Im Rahmen der Verhaltenstherapie werden verschiedene therapeutische Methoden eingesetzt. Welche Techniken verwendet werden, hängt primär von der Art der psychischen Störung und den Eigenschaften des Patienten ab.
Bei Angststörungen wird in der Regel konfrontativ vorgegangenen.
Die Konfrontation mit den angstauslösenden Reizen kann graduiert (= abgestuft) oder massiv (= volles Programm) bzw. in sensu (= in der Vorstellung) oder in vivo (= „in echt") erfolgen:

	graduiert	massiv
in sensu	systematische Desensibilisierung	Implosionstherapie
in vivo	Habituationstraining	Reizüberflutung (= Flooding)

Tabelle 7: Interventionsmethoden

Systematische Desensibilisierung / Habituationstraining

Die Grundidee hinter der systematischen Desensibilisierung ist folgende: Angst und Entspannung sind zwei inkompatible Zustände, d.h. sie können nicht gleichzeitig auftreten. Diese Unvereinbarkeit hat Wolpe als **Prinzip der reziproken Hemmung** bezeichnet (= Angst hemmt Entspannung und Entspannung hemmt Angst). Ziel ist es, dass der Patient lernt, sich in vorgestellten (= in sensu) oder realen (= in vivo) Angstsituationen immer wieder zu entspannen, bis die Angstreaktion ausbleibt.
Das konkrete Vorgehen sieht dabei folgendermaßen aus:

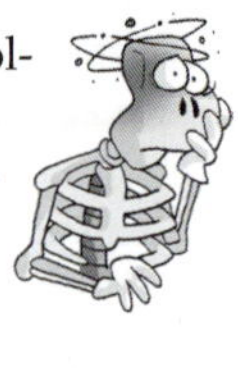

- Erster Schritt: Erlernen von **Entspannungstechniken** (z.B. progressive Muskelrelaxation, autogenes Training etc.).
- Zweiter Schritt: Aufstellen einer **Angsthierarchie**, d.h. der Patient ordnet Situationen nach ihrem „Angstgehalt" (z.B. ist für einen Spinnenphobiker eine kleine Spinne in einem Glas schon ziemlich schlimm, eine große mit haarigen Beinen aber noch schlimmer etc.).
- Dritter Schritt: Beginn der **Konfrontation** mit der Angstsituation auf niedrigster Stufe, Einleitung von Entspannung, bei angstfreier Bewältigung Konfrontation mit nächster Stufe etc. Die Konfrontation kann dabei in sensu (= in der Vorstellung) oder in vivo (= real) stattfinden

MERKE:
Zur systematischen Desensibilisierung gehört erstens das Erlernen von Entspannungstechniken und zweitens die schrittweise Konfrontation mit der angstauslösenden Situation.

Reizüberflutung/Implosion

Die Grundidee hinter der Reizüberflutung ist, dass starke Angstreaktionen physiologisch nicht unendlich lange aufrecht erhalten werden. Wegen der physiologischen Erschöpfung sinkt die Angst bei **Dauerkonfrontation** mit dem angstauslösendem Reiz irgendwann ab (**Prinzip der Extinktion/ Löschung)**. Das Ziel der Reizkonfrontation ist die Entkopplung vom konditioniertem Angstreiz (z.B. Spinne) und der Angstreaktion, dadurch, dass der Patient über die Konfrontation realisieren muss, dass ihm nichts Schlimmes passiert (z.B. wenn die Spinne auf seiner Hand sitzt).

Das konkrete Vorgehen sieht hier folgendermaßen aus:

- Der Patient wird sofort mit der besonders angstauslösenden Situation **in voller Intensität** konfrontiert. Die Konfrontation kann **in vivo (= Flooding**, z.B. ein Patient mit Höhenangst steigt mit dem Therapeuten auf einen hohen, freistehenden Turm) oder **in sensu (= Implosion**, z.B. ein Patient, dem nach einem schweren Autounfall die Bilder nicht aus dem Kopf gehen, muss sich wieder in diese Situation hineinversetzen) durchgeführt werden.
- Er verbleibt so lange in der Situation, bis die Angst nachlässt.
- In der Konfrontationssituation darf der Patient kein Vermeidungsverhalten zeigen (z.B. sich ablenken, an Anderes denken).

Token Economy (= sekundäres Verstärkersystem)

Bei Token-Systemen wird das Grundprinzip des **operanten Konditionierens** genutzt: Erwünschtes Verhalten kann in seiner Auftretenswahrscheinlichkeit durch **positive Verstärkung** erhöht werden. Allerdings kann man nicht bei jedem Individuum denselben Verstärker verwenden, da dieser nicht für jeden Menschen subjektiv gleich wertvoll ist.

MERKE:

Als sekundäre Verstärker werden Belohnungen bezeichnet, die nur einen indirekten Wert besitzen: Sie können als Tauschwährung für viele verschiedene erwünschte Dinge eingesetzt werden (z.B. Geld).

Beispiel:

Manche Kinder empfinden es als Belohnung, wenn sie draußen spielen dürfen, andere würden lieber drinnen bleiben und hätten bei so einem Verstärker gar keine Motivation, das gewünschte Verhalten zu zeigen.

Um dieses Problem zu umgehen, werden sekundäre Verstärker (= Tokens) eingesetzt. Das sind Belohnungen, die für alle einen Wert haben, da sie in individuell präferierte Belohnungen umgetauscht werden können.

Vorgehen:

- Patienten bekommen Token für erwünschte Verhaltensweisen (z.B. regelmäßige Teilnahme am Sportprogramm), die jeder für individuell gewünschte Verstärker (z.B. Kinobesuch, Eis etc.) eintauschen kann.

Time Out

Hinter Time Out steckt die Grundannahme, dass „negative" Bestrafung, d. h. das Wegnehmen angenehmer Konsequenzen, die Auftretenswahrscheinlichkeit von unerwünschtem Verhalten reduziert.

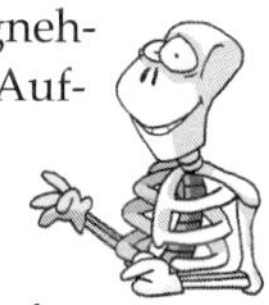

Vorgehen:

- Wenn unerwünschtes Verhalten auftritt, werden dem Individuum alle (angenehmen) Reize entzogen. Beispielsweise muss ein Kind nach aggressivem Verhalten für eine kurze festgelegte Zeit die Gruppe verlassen (= Entzug angenehmer Konsequenzen) und in einer reizarmen Umgebung warten.

Übrigens...

Auch hinter Time Out stecken die Prinzipien des operanten Konditionierens. Durch den Entzug angenehmer Konsequenzen soll unerwünschtes Verhalten bestraft werden.

Shaping (= Verhaltensausformung)

Ein Problem beim Aufbau von neuen Verhaltensweisen ist häufig, dass es sich um komplexes Verhalten handelt, das nicht auf Anhieb gezeigt und verstärkt werden kann. Beim Shaping werden deswegen bereits Annäherungen ans erwünschte Verhalten verstärkt (= **schrittweise Verstärkung)**.

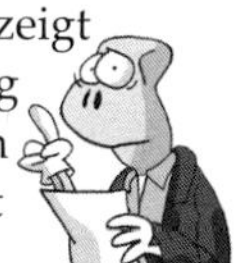

Beispiel:
Eine Patientin mit großen sozialen Ängsten möchte lernen, vor einem großen Auditorium Vorträge zu halten. Dabei nähert sie sich dem Zielverhalten schrittweise (z.B. zunächst kurze Begrüßung vor wenigen Leuten, dann Frage stellen in größerem Auditorium etc.), wobei sie bei jedem erfolgreichen Schritt positiv verstärkt wird.

Prompting

Beim Prompting wird das Erlernen eines neues Verhalten dadurch unterstützt, dass ein **Hinweisreiz** (= Prompt) gegeben wird, um einen Lernprozess zu initiieren.

Beispiel:
Einem geistig behinderten Kind wird beim Essen zunächst die Hand mit dem Löffel zum Mund geführt.

Biofeedback

Beim Biofeedback wird versucht, durch Sichtbarmachen relevanter autonomer Funktionen (z.B. Muskelspannung) dem Patienten beizubringen, diese aktiv zu steuern.

MERKE:
Die lerntheoretische Grundlage für Biofeedback ist das operante Konditionieren.

Vorgehen:
- Der Patient bekommt das Signal einer physiologischen Messung (z.B. Muskeltonus mit EMG) visuell auf dem Computerbildschirm oder akustisch rückgemeldet.
- Er soll versuchen, durch willkürliche Veränderungen das Signal in gewünschter Weise zu beeinflussen (z.B. die Muskelspannung durch eine „Entspannung der betroffenen Muskulatur" zu reduzieren).
- Schafft es der Patient, bei seinen zunächst zufälligen Versuchen die autonome Funktion in gewünschter Art zu beeinflussen, wird er dafür positiv verstärkt (z.B. Signalbalken auf dem Bildschirm wechselt bei sinkender Muskelspannung von rot zu grün).
- Das zunächst zufällige Verhalten soll durch die kontinuierliche positive Verstärkung nun gezielt häufiger auftreten.

Anwendungsbeispiele: Skoliose und Migräne.

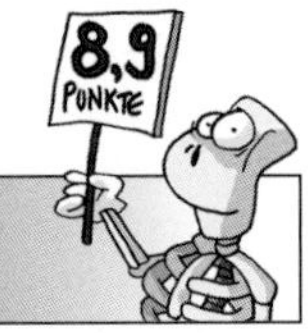

DAS BRINGT PUNKTE

Besonders die systematische Desensibilisierung und die Reizüberflutung sind häufige verhaltenstherapeutische Verfahren und ebenso beliebte Themen der Fragen. Daher sollte man sich die Gemeinsamkeiten und Unterschiede gut einprägen. Bei beiden Techniken geht es darum, den Patienten mit der angstauslösenden Situation zu konfrontieren:
- Bei der **systematischen Desensibilisierung** geschieht die Konfrontation **schrittweise** (erst einfache Situation, dann immer schwierigere). Und zwischendurch **entspannt** sich der Patient immer wieder.
- Bei der **Reizüberflutung** geht es gleich mit der extremen Angstsituation los.

Auch noch besonders wichtig ist das **SORKC-Modell** mit seinen Bestandteilen. Am besten merkt man sich diese anhand der Fragen, die ein Therapeut stellen könnte, um einen vollständigen Überblick über das Problemverhalten zu gewinnen (S: In welcher Stimulussituation tritt das Verhalten auf? etc.).

2.2 Psychodynamische Modelle und die psychoanalytische Therapie

Nach psychoanalytischer Auffassung, sind psychische Störungen der Ausdruck eines **intrapsychischen, verborgenen Konflikts**, der sich im Unbewussten befindet. Solche Konflikte können durch nicht-akzeptable Wünsche des ES, die beispielsweise den Moralvorstellungen des ÜBER-ICHs widersprechen, entstehen (z.B. spürt ES sexuelles Begehren, dass vom ÜBER-ICH aufgrund strenger moralischer Prinzipien nicht akzeptiert werden kann). Diese „bedrohlichen Bedürfnisse" werden mit Hilfe von **Abwehrmechanismen** verdrängt, so dass sie nicht ins Bewusstsein gelangen können. Wird solch ein Konflikt und damit die **intrapsychische Spannung** zu stark, „entlädt" sie sich in Form eines psychischen Symptoms, z. B. einer Angstneurose.

Übrigens...

Die Psychoanalyse sieht die Symptomatik nur als eine Art „Hinweis" auf einen verborgenen psychischen Konflikt. Die Symptomatik selbst wird daher nicht behandelt, sondern es wird versucht, den ursächlichen Konflikt aufzudecken.

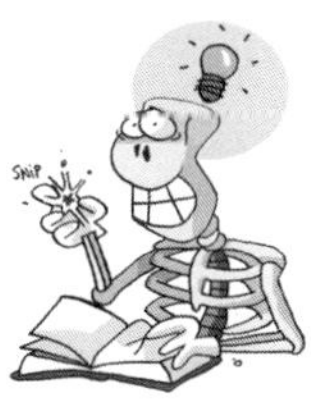

Derartige Konflikte sind meistens auf Erlebnisse in der frühen Kindheit zurückzuführen. Aus diesem Grund wird der **Analyse der frühkindlichen Erinnerungen** eine große Bedeutung eingeräumt.

MERKE:
Zentrale Konzepte des psychoanalytischen Modells sind Konflikt und Abwehr.

2.2.1 Psychoanalyse als Therapiemethode

Das Ziel der Psychoanalyse ist es, unbewusste Konflikte aufzudecken und zu bearbeiten. Die unbewussten Anteile der Persönlichkeit sollen reduziert werden (s. topographisches Modell, S. 20) und das ICH gestärkt werden. Um die ins Unbewusste verdrängten Konflikte aufzudecken, muss der **Widerstand des ICHs** durchbrochen werden, der einen freien Zugang zum Unbewussten verhindert. Dazu werden verschiedene psychoanalytische Techniken eingesetzt.

2.2.2 Psychoanalytische Techniken

- **Freie Assoziation**: Der Patient soll ohne jede Einschränkung spontan alle seine Gedanken schildern, womit die Wahrscheinlichkeit, dass verdrängte Inhalte auftauchen, gesteigert wird.
- **Traumdeutung** (laut Freud der „Königsweg zum Unbewussten"): Der Therapeut deutet die berichteten Trauminhalte des Patienten. Träume gelten als kodierte Botschaften des Unbewussten, denen ein verdrängter Wunsch zu Grunde liegt. Da das ICH nachts schläft, können diese ES-Botschaften im Traum geäußert werden.
- **Deutung des Widerstands**: Ist der Patient nicht bereit, die Deutung des Therapeuten zu akzeptieren, wird diese Reaktion wiederum als Widerstand bezeichnet, die vom Therapeuten im Sinne eines Abwehrprozesses gedeutet werden kann.
- **Übertragung**: Im psychoanalytischen Prozess kann es dazu kommen, dass der Patient frühkindliche Interaktionserfahrungen (z.B. mit einem Elternteil) auf die Person des Therapeuten überträgt, wodurch die früheren unbewussten Konflikte an die Oberfläche kommen können.

2.2.3 Abwehrmechanismen

In der Psychoanalyse wird eine Reihe von Abwehrmechanismen definiert, die das ICH einsetzen kann, um nicht zu vereinbarende Bedürfnisse und Anforderungen von Seiten des ES, des ÜBER-ICHs und der Realität irgendwie zu lösen.

Abwehrmechanismus	Definition und Beispiel
Verdrängung (= Grundprinzip vieler Abwehrmechanismen)	Abwehr nicht-akzeptabler Es-Impulse durch Blockierung des Zugangs zum Bewusstsein. **Beispiel:** Aggressive Impulse werden verdrängt, da sie unter den momentanen Umständen (= Realitätsanforderungen) gerade unpassend wären.
Verleugnung	Abwehr nicht-akzeptabler äußerer Realität durch Blockierung des Zugangs zum Bewusstsein. **Beispiel:** Diagnose einer lebensbedrohlichen Erkrankung wird zunächst verleugnet. Der Patient lebt so, als hätte er sie nie erfahren. (Kann übrigens im Akutstadium lebensbedrohlicher Erkrankungen durchaus hilfreich sein.)
Projektion	Eigene Emotionen und/oder Impulse werden in anderen Personen wahrgenommen. **Beispiel:** Eigene Aggressionsimpulse werden dem Gegenüber unterstellt. („Der hat mich schon so angesehen als wolle er gleich zuschlagen.“)
Verschiebung	Man verschiebt die negativen Emotionen, die man einer Person gegenüber empfindet, auf eine andere (ungefährlichere). **Beispiel:** Herr B. hat Aggression gegen den Chef und schlägt den Hund.
Isolierung	Trennung eines Objekts, Themas, einer Person von ihrer emotionalen/affektiven Bewertung. **Beispiel:** Frau S. erzählt vollkommen sachlich vom Tod ihres Ehemanns.
Reaktionsbildung	Man tut das Gegenteil von dem, was man eigentlich fühlt. **Beispiel:** Peter ist eifersüchtig auf sein kleines Schwesterchen, verwöhnt es aber, da er diesen Hass nicht zulassen darf.
Rationalisierung	Man findet eine rationale Erklärung für ein unbewusst motiviertes Verhalten. **Beispiel:** Marie schlägt voller Wut ihren kleinen Bruder und sagt sich danach, dass es notwendig war, weil ihre Eltern ihn immer verwöhnen.
Regression	Man entzieht sich der Verantwortung, indem man kindliche Verhaltensweisen wieder aufgreift, die eigentlich nicht mehr der eigenen Entwicklungsstufe entsprechen. **Beispiel:** Sekundäre Enuresis (= Einnässen) z. B. bei Eintritt in die Schule.
Sublimierung	„Unerwünschte Triebimpulse“ werden in gesellschaftlich erwünschtes Verhalten umgelenkt. **Beispiel:** Ein Chirurg sublimiert seinen Aggressionstrieb, indem er ganz legal die Bäuche „aufschlitzt“.
Identifikation	Man identifiziert sich mit seinem Aggressor und ist somit genau so stark wie dieser Feind. **Beispiel:** Wichtiger Mechanismus zur Lösung des ödipalen Konflikts.
Konversion	Eine psychische Konfliktsituation (= Impuls aus dem ES) wird in ein körperliches Symptom umgelenkt (ÜBER-ICH kann aufgrund seiner strengen moralischen Maßstäbe den Impuls nicht akzeptieren = ÜBER-ICH-ES-Konflikt). **Beispiel:** Lähmung der Hand „rettet“ vor dem Onanieren, wobei für die Lähmung keinerlei neurologische Schädigung vorliegt.
ungeschehen machen	Man tut so, als seien bestimmte Wünsche, Gedanken, Gefühle oder Ereignisse nicht geschehen. **Beispiel:** Ein Patient trainiert wenige Tage nach einem Herzinfakt, obwohl dies sehr gefährlich ist.

Tabelle 8: Abwehrmechanismen des ICHs

MERKE:

- Bei der Verdrängung werden ES-Impulse ins Unbewusste abgeschoben.
- Bei der Verleugnung werden real existierende Ereignisse „vergessen“.

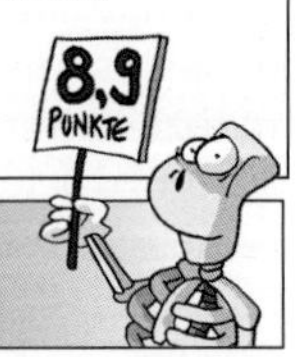

DAS BRINGT PUNKTE

Die Liste der Abwehrmechanismen in der Tabelle auf dieser Seite erscheint zwar lang und die einzelnen Mechanismen sehr ähnlich, aber für die Fragen lohnt es sich, diese Definition und Beispiele genau zu kennen.

Index

R

S

T

U

V

W

Z

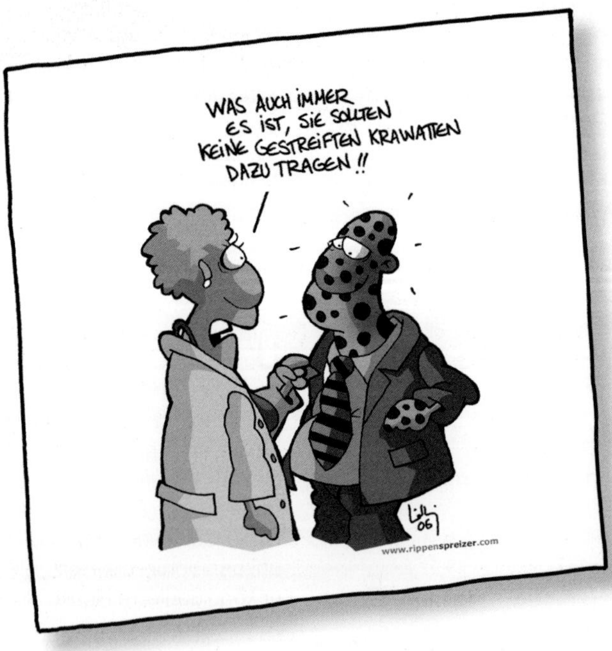
WAS AUCH IMMER ES IST, SIE SOLLTEN KEINE GESTREIFTEN KRAWATTEN DAZU TRAGEN !!
www.rippenspreizer.com

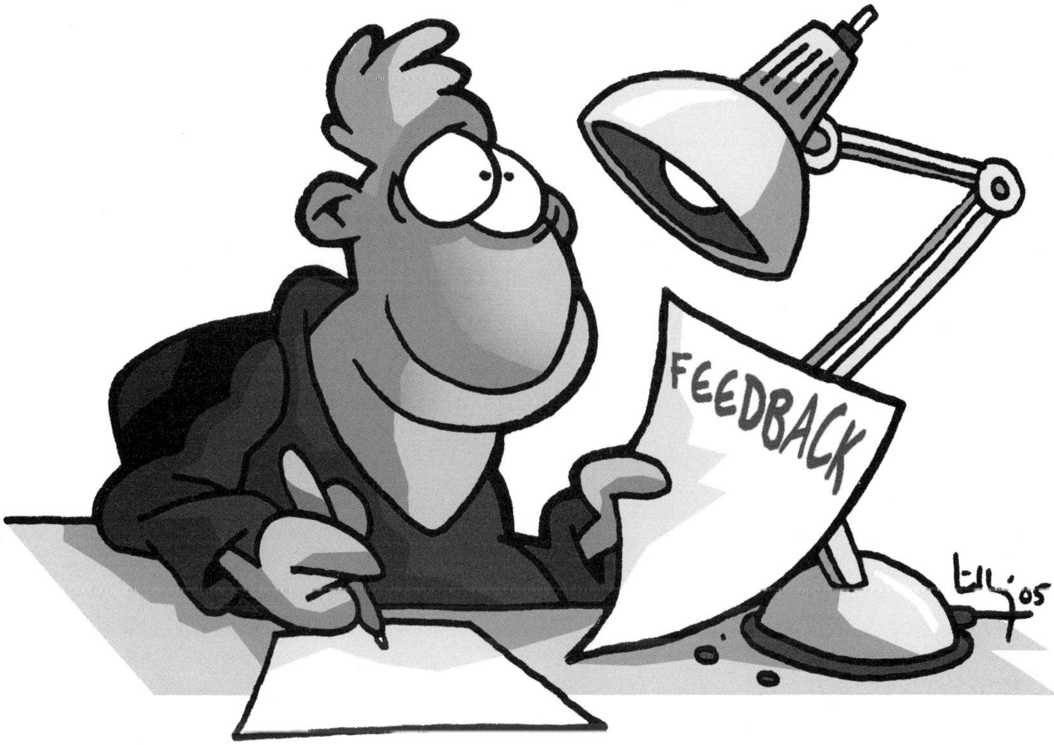

Eure Meinung ist gefragt

Unser Ziel ist es, euch ein perfektes Skript zur Verfügung zu stellen. Wir haben uns sehr bemüht, alle Inhalte korrekt zu recherchieren und alle Fehler vor Drucklegung zu finden und zu beseitigen. Aber auch wir sind nur Menschen: Möglicherweise sind uns einige Dinge entgangen. Um euch mit zukünftigen Auflagen ein optimales Skript bieten zu können, bitten wir euch um eure Mithilfe.

Sagt uns, was euch aufgefallen ist, ob wir Stolpersteine übersehen haben oder ggf. Formulierungen präzisieren sollten. Darüber hinaus freuen wir uns natürlich auch über positive Rückmeldungen aus der Leserschaft.

Eure Mithilfe ist für uns sehr wertvoll und wir möchten euer Engagement belohnen: Unter allen Rückmeldungen verlosen wir einmal im Semester Fachbücher im Wert von 250,- EUR. Die Gewinner werden auf der Webseite von MEDI-LEARN unter www.medi-learn.de bekannt gegeben.

Schickt eure Rückmeldungen einfach per Post an MEDI-LEARN, Olbrichtweg 11, 24145 Kiel oder tragt sie im Internet in ein spezielles Formular ein, das ihr unter der folgenden Internetadresse findet: www.medi-learn.de/rueckmeldungen

Vielen Dank
Euer MEDI-LEARN Team